任之堂医道传习录
中医要论

余 浩 著

天津出版传媒集团

天津科学技术出版社

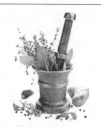

让流传千年的养生方法 融入现代生活

使用说明

微信添加一对一阅读助手获取衍生阅读资源，吸取古人养生智慧，结合现代生活习性，追求身心健康。

添加阅读助手 养生即刻开始

图书在版编目(CIP)数据

中医要论/余浩著.——天津:天津科学技术出版社,2020.1

(任之堂医道传习录)

ISBN 978-7-5576-7338-3

Ⅰ.①中… Ⅱ.①余… Ⅲ.①中医医学基础–研究

Ⅳ.①R22

中国版本图书馆 CIP 数据核字(2019)第 285419 号

任之堂医道传习录中医要论

RENZHITANG YIDAO CHUANXILU ZHONGYIYAOLUN

责任编辑:梁 旭 刘 鹞

责任印制:兰 毅

出　　版: 天津出版传媒集团
　　　　　天津科学技术出版社

地　　址:天津市西康路 35 号

邮　　编:300051

电　　话:(022)23332393(发行科)23332369(编辑部)

网　　址:www.tjkjcbs.com.cn

发　　行:新华书店经销

印　　刷:天津兴湘印务有限公司

开本 710×1000 1/16 印张 14 字数 150 000

2020 年 1 月第 1 版第 1 次印刷

定价:55.00 元

自 序

古之欲明明德于天下者,先治其国;欲治其国者,先齐其家;欲齐其家者,先修其身;欲修其身者,先正其心;欲正其心者,先诚其意;欲诚其意者,先致其知,致知在格物。物格而后知至,知至而后意诚,意诚而后心正,心正而后身修,身修而后家齐,家齐而后国治,国治而后天下平。

中医自古有谓:不为良相,当为良医。

良相以治国,良医以治人;治国须先齐家,治人先须治己。

医者自身糊涂,不能医理明达通透,如何救患者于危乱之际?

所以欲为良医,须得穷究其理,日夜参悟,格物而知至,通达人体阴阳,揣度人体气机,以无为之心,行有为之事,看似治病救人,实乃修身齐家,治国明明德于天下。

欲得通天智慧,须得定中来求。

知识的参究,终是世间法,有为法,欲以无为行有为,须心定神安,即所谓:知止而后有定,定而后能静,静而后能安,安而后能虑,虑而后能得。

若能达此,人生岂不妙哉!

任之堂主人 余浩
2019 年 11 月 6 日书于隐竹斋

目　录

中医之道：关于肾阴肾阳本质的进一步探索

坎卦者，一阳藏于二阴之中也！

肾脏者，火伏藏于水之中也！

有谓水火相克，如何共存？

有人将肾之阴阳，比作一杯开水，水为之阴，热为之阳，此虽能阐述些许，但与本质相差甚远！

观坎卦之卦形，参天地之造化，就可明白十分：

大地之核为地核，实为一团熔浆，其热极高，好似肾阳！

地核之外，厚土之下，为地下水，终年循环长流，好似肾阴！

大地之厚土，好似胃土！

没有地下水之阴寒，没有厚土之掩埋，则地核中熔浆之火就会上越，发为火山！

人体没有肾阴之制约,没有胃土之湿润而沉降,则肾阳上亢,其火上冲,上焦被炙!

水本属阴,火本属阳;阴阳之间,有相互吸引之力!

何问:水被火蒸,自会日日减少!火被水淹,自会日日渐熄!两者相处,何能长相厮守而互不相损?

答曰:能思至此,则天地造化已明三分!

放眼天地之间,能补充地核之能者,唯有太阳。

能补充地下之水者,天之雨降!

有雨、有光,则大地处于平衡。

君不见数月阴雨霏霏,大地甚感阴寒?

君不见数月无雨之润,甚感天地之燥烈?

人身之中,也是如此。

肺之敛降,化气为水,入三焦,入膀胱,入肾之深潭。肾水得以补充,即所谓"肺为肾之母""肺为水之上源",此肾阴之来源也!

心火之照耀,温暖胃土,热量下传,为肾阳之来源。

君不见凡心阳虚衰者,肾阳也必虚衰?

君不见《内经》云:男子六八阳气衰竭于上,面焦,发鬓斑白……

上为阳,下为阴。

阳虚首当虚于上,此事物之本源!

上虚则无以温下,下始虚也!

时医者,不明此理,不愿深思,见下虚即补下,不知下虚有因!

其一,上先虚,心阳不振,如日无光,肾阳来源无继,复被肾阴之寒所淹,日久自然亏虚! 上下皆寒!

其二,心火本该借胃土下行补养肾阳,奈何胃气上逆,心火无以下达,上热无法济下寒,自成上热下寒之势!

虚火上炎之说,本为肾阴虚而肾火亢,但火之亢有胃土之覆,可以暂固。但若胃气上逆,则土不伏火,而成阴虚火亢之势。

其实人体上本属阳,下本属阴;火本属阳,水本属阴;火之于上焦,原本在本为,何来上冲之说?

"上冲"者,胃气也,胃气逆,则下焦之虚火也逆!

若下之阴虚,则增其来源,来源为何,敛肺生肾,

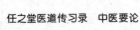

补养肾水,阴分充足,可以吸引上焦之火下行!

若下之阴不虚,其虚火之形成,实为胃气不降,心火不能借其下达,火独亢于上,不能补养肾阳而成。降胃气则浊气皆降,心火也必将徐徐下行,哪有阴邪流连之处?

若上焦已是火虚,心阳已不振,出现阳微阴弦之脉,温养心阳为第一要义,心阳足,肾阳自足也!

医道本是如此,借天地以参人身,有何神秘可言乎?

中医之道：关于盗汗的思考

　　盗汗是中医的一个病症名，是以入睡后汗出异常、醒后汗泄即止为特征的一种病症。"盗"有偷盗的意思，古代医家用盗贼每天在夜里鬼祟活动，来形容该病症具有每当人们入睡或刚一闭眼而将入睡之时，汗液像盗贼一样偷偷地泄出来的现象。

　　《医略六书·内因门》："盗汗属阴虚，阴虚则阳必凑之，阳蒸阴分，津液越出，而为盗汗也。"

　　从大量文献资料来看，盗汗大多认为是阴虚，然临证时发现，盗汗采用补阴之法，并不能解决问题，尤其是大量盗汗的病人，汗出如水、发凉，服用知柏地黄丸不仅不能好转，反而有加重之势。曾见一老汉，大量盗汗数月，身体虚得弱不禁风，养阴止汗药服用无数，均未能缓解，吾亦按阴虚治疗一周，分毫无效。盗汗阴虚否？吾便开始质疑之前的治法。

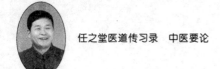

后，又逢一盗汗，言及每晚，大量汗出，衣皆湿透，如入水中，周身发凉，甚感惊骇。细品其脉，心脉若绝，余脉沉迟而细，遂抛开阴虚之理，推断为心阳虚衰，阳不制阴，盗汗实乃泻阴救阳，寻求生理之平衡。

太极静而生阴，动而生阳，白昼阳发于外，以阴为基；夜晚阳潜于内，助机体化阴。若阳虚阴盛，则入内之弱阳，受强阴所犯，有亡阳之险，故借其汗，泻阴以救阳。若阴虚阳盛，则强阳入内，熏蒸阴液，逼其汗出。所谓盗汗者，并非皆是阴虚也。

遂采阴阳平补之法，扶阳为重，兼顾补养已损之阴，一剂而知，三剂若失。

今读《景岳全书·汗证》，"自汗盗汗亦各有阴阳之证，不得谓自汗必属阳虚，盗汗必属阴虚"，方明当初之所思也。

中医之道:从生活小事认识人体的疾病

夏天天气热了,到酒店吃饭,酒店都会开空调,凉凉的风由上向下吹,很快就感到一身的凉爽。

有个小朋友问我,为什么冷风由上向下吹? 而不是由下向上吹?

我说:"冷空气重,热空气轻,由上向下吹冷空气,冷热之间上下对流,很快整个屋子都凉快了。"

"什么是对流?"

"就是热空气向上升,冷空气向下流! 相对的运动!"

小朋友若有所思地点了点头。

吃饭时开始斟酒,朋友一点也不喝,我问身体咋了?

朋友说,只要一喝凉啤酒,必然会拉肚子!

我说:"你肠道有寒,是不能喝凉的东西!"

"但我又感到心里发热,总想喝点凉的东西,喝点心里就舒服了,不烦躁了!"

"这是因为上热下寒,上面心火重,下面肾阳虚,肠道有寒!"

"人体为什么不能寒热对流呢?"刚才问问题的小朋友问我。

是啊,人体内也应该寒热对流才对,只有寒热之间能够形成对流,那样热的地方就不会长期上火,寒的地方就不会长期寒凉。小朋友的一句话,让我沉思了很久,也明白了人体寒热错杂的病机。

在人体,心脏属离卦,主火,就好比天上的太阳,肾脏属坎卦,主水,为寒水之脏。

夏天天气炎热时,人站在树下,会感到丝丝凉意,这是为什么呢?因为土地中的水分,被树干吸收,通过树叶向外蒸发,降低了树木周围的温度,所以感到凉爽。在人体中,也是如此。正常情况下,肾水借肝气的升发,向上升腾,来济心火,人就不会感到心火亢盛、心情烦躁。但是当肾水亏虚时,心火没有肾水的制约,就会亢盛,人就会心烦,想吃冷凉的食物。

夏天我们游泳时可以感受到水温比冬天暖和，这是因为太阳光的照射使水温升高了，而地下的井水因为没有太阳光的照射，所以凉丝丝的。

我们人体也是这样，心火通过胃气的下降和肺气的敛降，能够下行入肾，我们下半身就会感到暖和，如果心火不能够下移，我们人体下半身就会感到寒冷，吃凉东西会不舒服，会拉肚子，会双腿凉痛。女性朋友会月经不调，会痛经。

想明白这些道理，我们治疗上热下寒的疾病就有办法了，只要将人体的心火向下引，自然就能使下面暖和起来。

患者，刘某，女，35岁。

痛经3年，患者3年来，每次月经小腹部疼痛、发凉，疼痛厉害时面色苍白，身体出冷汗，几乎晕厥。服用桃仁、红花、益母草、当归、延胡索等活血化瘀之药无数，服药当月病情稍稍缓解，下次来月经依然疼痛。平时心情烦躁，焦躁不安，喜欢吃冷饮，自述吃冷饮后感觉心中稍稍平静。

本人采用附子、艾叶、小茴香、紫石英温暖下焦，

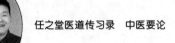

栀子、生地清理上焦,配以川牛膝引心火下行济肾寒,柴胡升发肝气,引肾水来济心火,当归尾、延胡索化瘀止痛,调理一周就见效了,半年后随访,未再复发,心中烦躁也大为好转。

这个病人的治疗,就是采用了引火下行、寒热对流的办法。

人体的疾病,在自然界中均能找到对应的治疗法则。

许多病人长期腰腿发凉,看中医,中医就会告诉他:"肾阳虚,体内寒湿重,要吃补肾火、散寒除湿的药物!"

这样的药物一吃就见效,吃完了过不了多久,又寒了!再吃,见效,又过不了几天,又寒了!治病就像在搞拉锯战,没完没了,这是为什么? 为什么人体的寒就这么多!

这个问题想通了,你的寒就算彻底治好了! 想不通,就会永远处在补火散寒的拉锯战之中!

前面我们讲过,人体下半身的寒是需要肾阳来暖的,而肾阳的来源则是心火!

生活中有句话我们都知道，就是"救急不救贫"，贫穷不是一时的救济能解决问题的，脱贫是关键！让贫穷的人自身创造财富，这样才能脱贫！

"授之以渔"远远比"授之以鱼"重要！

补肾火可以祛下焦虚寒，这是不容置疑的，但如何使自己的肾阳不易虚衰，是很有学问的。

我们都知道，在自然界中，火向上炎，水向下流，这是事物的特性，所以人体最容易出现的也是火向上冲，寒向下渗。要想使自己的下焦寒邪不重，就得使水向上流，火向下移……

水向上需要肝气的升发，所以人体要心情舒畅，需要亲近大自然，借大自然树木的调达之性，使自身机体的肝气保持舒畅，这样肾水才能上济心火，心情才能不焦躁；同时少熬夜，熬夜容易伤及人体的肾阴，肾阴伤了、不足了，肝气再调达也没有用，也无法济心火。

火向下移需要借肺胃之气的下降，很多时候，我们饮食不规律，心浮气躁，均会影响心气的下移，不能下交于肾。可以看看凡气定神闲之人，很少会出现上焦火重,因为上焦的火被肺气收敛,向下移行,温暖肾水了,充养肾阳了。

五味养五脏,饮食之味过偏,也会影响人体气机的升降、寒热的对流。

比如,辛味入肺,过食辛辣之物,会导致肺气宣发过度,影响心火的下交。同时,按照五行相克理论,肺属金,肝属木,金能克木。过食辛味,会导致肺金过亢,克制肝木,肝木的调达之性受到抑制,也阻止了肾水上达济心火,所以过食辛辣之物,不仅影响心火下移,同时也影响肾水的上升。

这样的患者很多,经常咽喉肿痛,平时饮食无辛辣之味则无以下咽,同时经常出现腰酸腿软的现象,通过服用小柴胡颗粒配六味地黄丸,就能缓解病情。药物治疗虽能取得一时之效,但生活习惯不改变,则永远难以治愈。

农村有一句土话:"病号不忌嘴,大夫跑断腿!"说的就是这个理。

辛辣之味的作用是发散,酸味的作用是收敛,因此,如果经常食用辛辣之味的人,平时不妨多吃点酸味食物，借用酸味来收敛肺气，这样对身体是有利的。

　　永远要相信一句话，任何疾病的产生，在我们的生活中一定能找到对应的治疗法则！

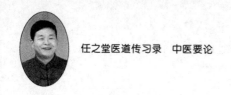

中医之道："见肝之病，知肝传脾，当先实脾"之我见

《伤寒杂病论》中写道："见肝之病，知肝传脾，当先实脾。"

为什么要实脾呢？

许多人认为，肝为木脏，脾为土脏，五行之中木克土，因此肝脏如果气机疏泄不畅，就会横行犯脾，导致脾脏也出现病变。是这样吗？

读文章不能望文生义，要结合上下文来读。

原文如下：

"问曰：上工治未病，何也？师曰：夫治未病者，见肝之病，当先实脾，四季脾旺不受邪，即勿补之。中工不晓相传，见肝之病，不解实脾，唯治肝也。夫肝之病，补用酸，助用焦苦，益用甘味之药调之。酸入肝，焦苦入心，甘入脾。脾能伤肾，肾气微弱，则水不行;水不行,则心火气盛;心火气盛,则伤肺,肺被伤,则金气不行;金气不行,则肝气盛。故实脾,则肝自愈,此治肝补脾之要妙也。肝虚则用此法,实则不在用之。经曰:'虚虚实实,补不足,损有余。'是其义也。余脏准此。"

这段话其实就是对上工治未病的解释,通过举例子"见肝之病,知肝传脾,当先实脾"来阐释"为什么治未病,如何治未病"。

那么"见肝之病,知肝传脾,当先实脾",为什么要实脾?因为实脾之后,土能克水,实脾能抑制肾水;肾水弱,不上行济心火,则心火旺盛;心火旺盛,则火刑金,肺金就会受到克制,肺金受到克制,则金不克木;金不克木,则肝木自然调达。通过实脾来治疗肝虚,这就是实脾的真正目的。肝虚的病人需要用此法,肝实则不可用此法!

实脾可以增加水液的代谢,会导致肾阴虚,肾阴虚则不能借肝气上达济心火,心火自然亢盛,心火亢盛则肺气被耗(心火借肺气敛降时耗伤肺气),肺气被耗则金克木之势减弱,肝虚的情况就会好转。

如果将脏腑的能量增强用（＋）来表示，脏腑能量减弱用（－）来表示，上述传变过程可以描述为：脾（＋）→肾（－）→心（＋）→金（－）→木↑。

从上面可以看出，对于肝虚的治疗，应该是补脾、补心、补肝，使这三个脏器的能量增加，这样就可达到治疗的目的。我们再来看看"夫肝之病，补用酸，助用焦苦，益用甘味之药调之。酸入肝，焦苦入心，甘入脾"，就会明白仲景立方之缘由和法度了。

肝虚如此治疗，心虚、脾虚、肾虚、肺虚呢？心虚则实肺。

"经曰：'虚虚实实，补不足，损有余。'是其义也，余脏准此。"以此推论，遣方用药，则为以简驭繁。虚证如此，实证反之，如肝实证的治疗则泻脾，因为脾弱则肾水旺，水旺则心火弱，火弱则金气盛，金气盛则能制约木旺，即：脾（－）→肾（＋）→心（－）→金（＋）→木↓。

讲到这里，对五脏内伤疾病的认识就会比较清晰了，余脏准此啊！

中医之道:表里相传,以表治里——实者泻之的运用心得

虚则补之,实则泻之;五脏亏虚可以直接补给,那么五脏实证如何泻之?

五脏与六腑互为表里,五脏属阴,藏而不泻,六腑属阳,泻而不藏。

浊邪停留于五脏,容易出现藏而不泻的状况,通过通泻六腑,以表治里,来排泄五脏积蓄之邪气。

泻大肠可以治疗肺之浊邪。

泻小肠可以治疗心之浊邪。

泻胆腑可以治疗肝之浊邪。

泻膀胱可以治疗肾之浊邪。

降胃气可以治疗脾之浊邪。

咳喘的病人,肺中痰涎壅盛,靠化痰是化不干净的,以表治里,通过泻大肠可以泻肺中浊邪,解决痰

病宿根。

心脏以及血脉中有浊邪,活血化瘀、温通经脉是除去不了浊邪的,只能缓解病情。泻小肠来治疗心血管疾病,才能除去病源。

患黄疸型肝炎的病人,治疗时采用疏肝利胆的法则,就是通过泻胆来治疗肝,如果不从胆入手,只是从肝来用药,肝中的邪气就没有出路,治疗就会进入死胡同。

患肾病的病人,要从膀胱入手,只有小便通畅了,肾脏的毒素才能被排出体外。慢性肾病患者,尿素氮、肌酐等指标出现异常,只有在小便通畅的前提下,才有可能转为正常,没有哪个人膀胱排不出尿了,肾脏是好的。

脾脏的疾病,需要从胃入手,当脾脏被痰湿所困之后,脾脏的升清作用就会减退,运化功能也会减退,健脾的同时,降胃泄浊,有利于痰湿从肠道排泄出来,只有胃之降浊功能正常,脾之升清功能才能得到充分发挥,中焦气机才能有升有降,中焦如沤的功能才能正常,脾胃之土才能化生万物。

明白了上述道理,在治疗五脏疾病时,就需要兼顾六腑,考虑六腑的功能是否异常,从六腑入手,清泻五脏的浊邪,就可以起到事半功倍的效果。

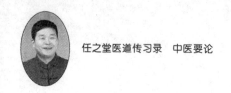

中医之道:从"刻舟求剑"到"网上求医"

　　战国时,楚国有个人坐船渡江,船到江心,他一不小心,把随身携带的一把宝剑掉落江中,他赶紧去抓,已经来不及了。船上的人对此感到非常惋惜,但那楚人似乎胸有成竹,马上掏出一把小刀,在船舷上刻上一个记号,并向大家说:"这是我宝剑落水的地方,所以我要刻上一个记号。"大家都不理解他为什么这样做,也不再去问他。

　　船靠岸后那楚人立即在船上刻记号的地方下水,去捞取掉落的宝剑,捞了半天,不见宝剑的影子。他觉得很奇怪,自言自语说:"我的宝剑不就是在这里掉下去吗? 我还在这里刻了记号呢,怎么会找不到的呢?"

　　至此,船上的人纷纷大笑起来:"船一直在行进,而你的宝剑却沉入了水底不动,你怎么找得到你的剑呢?"这则寓言故事许多人小的时候都读过,寓意非常深刻,但现实生活中,人们往往犯同样的错误。

现在上网的人越来越多,网络沟通了你我,也构建了一个庞大的虚拟世界,足不出户,许多事情在网上都能解决,在我们享受便利的同时,往往忽略了事物的运动变化。

一些患者身体不适时,首先想到的不是去医院,而是寻求网上咨询,到各个医学专业网站发帖咨询,这样的咨询方式,可以获得一些专业人士的建议,患者心理上得到安慰,同时试着别人提供的治疗方药,有时还真能治病,于是慢慢成为一种求医问诊的方式了,这种方式妥不妥呢?

许多长期受疾病困扰的患者,在四处求医无果的时候,都希望能通过网上,找到妙手回春的医生,给开一个处方,治好疾病。

殊不知,疾病是发展变化的、动态的,经验再丰富的医生,在望、闻、问、切四诊资料不全的情况下,是很难开出丝丝入扣的处方,就算这次碰巧开对了,病人喝了三五天,症状改善了,处方也需要再行调

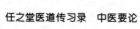

整,不是一个方子喝到底。

就好比刻舟求剑的故事一样,船是移动的、动态的,刻个痕迹,定个方位,毫无意义。有些重病、慢性病,病程时间长,病机错杂,并非患者所述的头痛、身痛那么简单,一个看似简单的长期头痛的患者,与五脏六腑都有关系。

一个复杂病情,通过几句简单的陈述,就想制定出合理的治疗方案,那是极为不妥的。

治疗重病,如同下残棋。要想取胜,一步也不能错,丝丝入扣,才能解开顽固性症结。不然一步走错,步步皆错,错上加错,只能成为死结。

不论是中医,还是西医,看病都得有依据,医者心中要有一盘棋,这盘棋就是疾病当前所处的状态、疾病的病机、疾病的发展趋势、疾病的预后。没有这盘棋,就无法打赢这场战役。如果靠猜、靠估计,可能是什么,也许是什么,这样来建立这盘棋,一定漏洞百出,如果再来制定治疗方案,那是毫无意义。就算瞎猫子碰上死耗子,碰巧对上号了,下一步该怎么办,难道还是靠猜?

患者可以猜，家属可以估计，但医生不能，如果做了，那他是对患者的不负责任，除非他对患者的疾病有深刻的理解，不然网上会诊于事无补。

也有些患者说，"我不是从网上下载了问诊单，按照问诊单上的内容详细填写了吗？"中医看病，需要四诊合参，望闻问切，缺一不可，单靠问诊，是无法提供完整的资料的。你站在医生面前，他望上你一眼，在医生的脑海中，就建立了一个框架，这个病人身体状况、发育状况、气色、有无神采……这些东西不是问诊单能描述出来的。

体质不同，药材选择、用药剂量、用药疗程都是问题。治疗方案上，是先攻后补，还是先补后攻，还是攻补兼施……太多的不确定因素在里面，如何来猜呢？

患者希望能够得到最便捷的治疗，却忽略了一点，身体是最贵重的东西。

有些网上给人开方的人，也许只是中医爱好者，学习中医也没多长时间，随便上网搜索一段中医理论，开上几味药，你觉得帮助大吗？敢喝吗？喝出问题了找谁去呢？网上求医的朋友,请不要希望别人给你完美的治疗处方,如果你确实想听听大家的意见,医生只能凭经验帮你分析一下病机,也就是告诉你疾病的关键问题可能在哪里,至于如何下药,需要因人、因地、因时而用药,不要相信所谓的奇方妙术,那与刻舟求剑无异啊!

中医之道：从搬木头谈中医处方药味的多寡问题

　　临床上经常遇到这样的人，他们判断一位医生水平的高低，常常依据处方药味的多少，认为一张处方药物越少，则医生处方越自信，医术越高，疗效肯定越好。

　　事实上并非如此，判断一个处方的好坏，并非单纯以药物的数量来定，而应当看处方思路是否符合病机。有些大夫看不透病机，不敢开药，随便弄个三五味药，不求有功但求无过，这能解决问题吗？

　　疾病的治疗目的是折其病势，扭转病机，这是目的，用药不是为了将病治疗到什么程度，而是看病势是否调头，病势扭转了，身体自身就会得到了修复，如果病势得不到扭转，用药只是对症处理，疾病永远没有治愈的一天，用药也就是追着疾病跑。

　　扭转病机就好似一艘船调头，也好似将一根木头调头一样，调头需要外力的帮助，如果我们从木头的一端用力,力量强大,很轻松就将木头调头了。

　　但这是有前提的,即木头能够承受强大的外力。如果木头本身已经不结实了,只从一个角度用力,就很容易从中折断(如图1)。

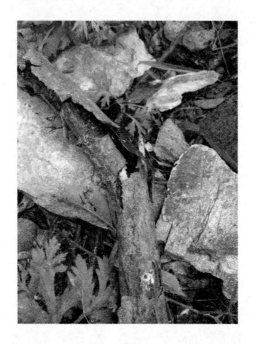

图1

　　这时需要从两端着力,相对用力,这样才能将木头调头,并保证不折断。临床上,寒热搭配,升降同施,攻补兼顾,就是如此(如图2)。

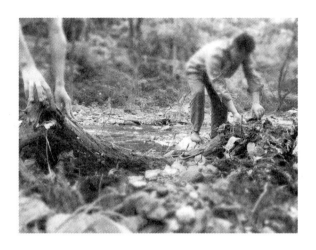

图2

但如果木头久经风雨,已经腐烂,碰一碰都会掉下一块来,你只从一端用力,绝对不行。从两端用力,也会非常勉强,这时就需要从多个地方用力,才能保证木头调头的同时,不会被折断(如图3)。

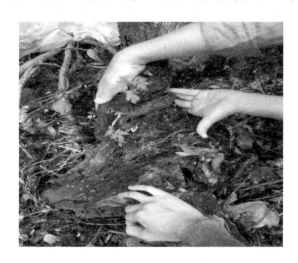

图3

　　临床上很多慢性病,病史追溯一下,常常是七八年甚至十多年的,有的是二三十年,病机不再是单纯肾阳虚,也不再单纯是心血虚……常常五脏受累,如果单从一个角度入手,只用两三味药,大剂量使用,身体稍强的人可能受得住,但更多的时候,容易出现身体不适,很多医家认为是排病反应,其实是身体受到损害的表现(当然也有一些是排病反应)。用药时,如果五脏兼顾,虚实各有照应,则这些慢性病就会稳步好转,慢慢扭转病机,而不会出现病没治好,命却没了的状况。

　　那么,是不是用药越多越好呢?这也是绝对错误的。用药太多,相互之间牵涉、制约,窝工不干活,效果也不好。

　　所以遣方用药,不要刻意追求处方药味的多寡,切中病机,照顾五脏,就可以了。

中医之道：论中医如何发展

一、走"群众路线"是中医发展的主要方向

海不辞水，故能成其深；

山不辞土，故能成其高。

如果海辞水，则无以为海；如果山辞土，则无以为山。

脱离了群众基础来讨论中医的发展，都将流于形式，成为空话。

中医的主战场在哪里呢？

在基层！

在社区！

在诊所！

在药房！

在农村……

目前很多高校的大学生，不愿意下基层，不愿意吃苦，想留在三甲医院发展，早日干出一番事业，心

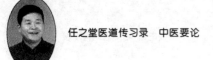

情是可以被理解的,但想过没有,你们凭什么来给病人治病呢? 你们独立处理过多少病人? 你们自认为学富五车的知识是否可以通过临床检验?

读书三年,便谓天下无病可治;

治病三年,便谓天下无方可用啊!

中医需要的是实践,提高,再实践,再提高……就好像药材的炮制,需要九蒸九晒一样,中医也需要不断的锤炼啊。

对于刚刚毕业的学生来说,留在大医院上班,头几年基本上没有独立门诊的机会,如何提高? 与其慢慢地将激情磨灭,还不如到基层好好地将激情燃烧! 能在基层干上三五年,造福一方百姓,锤炼一身功夫,到时你想离开还会舍不得……

中医的根在基层,在民间,在有中草药生长的地方。

二、行"普及教育"是中医发展的重要措施

普及教育实际上是分两部分的。

一部分是面对学生的教育,即让每一个中医学生,都能构建正确的中医思维,能够成为未来中医的栋梁之材,可以独立撑起中医的大梁。

另一部分则是面对普通大众的，即让普通老百姓都能理解那些深奥的中医名词，而不至于认为中医是玄学。

面对学生的教育，说起来很简单，所谓师者，传道，授业，解惑也！

传道，道是什么？

大家都会讲"道不可言传"，能传的就不是道，其实看看《黄帝内经》，通篇都是在讲道，讲中医之道，讲养生之道，讲治病之道……

传道——传的是什么道呢？传的是自己走过的路而已。如果自己都没走过，能传道吗？传不了啊！因为没走过，就没有属于你自己的道。"要知上山路，但问去来人"，为什么问他们呢？因为他们走过，有他们的道。如果在荒山野岭，没有人烟，你问谁，谁都没走过，谁也不知道道在哪儿！无道。

传道者自己是否已经得道？如果没得道，所传之道，只是道听途说之道而已。

授业——传授学生临床技能。如果讲中医的老师自己不上临床，或者自己的临床效果都很差，自己都没有信心，如何来授业呢，授的是什么业呢？照本宣科不是授业啊！

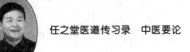

如果你自己都不会号脉，不知道脉象代表的是什么意思，你如何去教授学生学脉象呢？

照本宣科不是授业，那只是在读书，和学生一起读书。只有自己明白是怎么回事了，才能把自己的心得传授给学生，才会一起来感受，学生才会先"有为"而后"无为"，学生才能够接受你所授之业，他们就站在了一个新的起点，才有更深的领悟，一步一个台阶地提高，这样中医才能不断发展。

解惑——顾名思义，即为解释疑难问题。学生没上过临床，老师也没上过临床，没有处方信心，哪来的疑惑？大家都没有疑惑，解什么惑呢？

而面对老百姓的普及教育其实也很简单，就是用通俗易懂的话语让普通人都能够理解中医，理解那些看似深奥的中医名词，中医要发展，就需要向老百姓普及中医知识。

因为传统文化的断层，要想向现代人宣传中医，就需要用最通俗的例子、最生活化的语言，将中医的理论描绘出来，让人感受到什么是中医，什么是中医之道，不能将中医玄化，更不能神话。

道不远人，道就在身边，中医精妙的理论就在生活之中。

现在很多流行的养生大家为什么能得到老百姓的认可？这是因为他们将中医说清楚了，哪怕只是说清楚了一点点，他们让老百姓明白了，说到老百姓的心坎里去了，老百姓相信，愿意去尝试；而我们从事中医教育和工作的人，真正向老百姓宣传中医、普及中医教育的人有多少呢？

举个很简单的例子，如果你能将"肝经湿热"向一个不懂中医的普通老百姓说清楚了，让他明白了，就说明你确实清楚了，你就会让他们愿意去实践中医，你说不清楚，只是对病人讲，"你有肝经湿热"，说明你自己也没搞清楚，那你自然就达不到普及的目的。

中医的发展需要所有铁杆中医沉思，需要中医人来感悟中医理论，来宣扬中医理论，来讲道，而不是"道，可道，非常道""中医，可中医，非常中医"，如果真是这样，中医就真的成了玄学，传不了了。

普及教育，让学生明白什么是中医思维，让老百姓都明白什么是真中医，是中医发展的重要措施。

三、强"药材管理"是中医发展的基本要素

千金易得，一将难求。

这句话运用到中医中药领域,可以说是"千金易得,好药难求"。在医院上班的医生,不接触药材可能体会不到。我这种天天接触药材的人,不得不感叹,"千金易得,好药难求",假药实在是太多了,而真正的野生药材、好药材,越来越少了。

这些话大家可能不相信。不信你们去看看手中所有的柴胡,有几个是野生柴胡?几乎没有。有几家医院是全用柴胡根,不掺柴胡芦头和柴胡杆的?少之又少!红参、苦杏仁有多少是用提取过的药渣泡制而成……

每年为了弄到点正品药材,总要费很多很多心思,没有真家伙,治不了病啊!

去年遇到一个挖药的药农,尝了一口野生的柴胡,味道相当浓厚。药农说:"我这一棵柴胡(10克左右)的力道抵得过医药公司一两柴胡。"听他这么夸海口,我还真不敢跟他较劲。东西确实不一样,能不让人心虚?

强化药材的管理,是中医发展的必须环节,是中医发展的基本条件。

四、弘"中医思维"是中医发展的重点环节

什么是"中医思维"?

这个概念很重要，因为作为一名中医，没有养成中医的思维方式，那就谈不上是真正的中医，只能算是类中医啊。

中医要发展好，其重点环节就是给每个中医建立中医的思维方式，不能简单地用西医的方法或思维模式取代中医思维。

现在很多中医，看见生化检查中血糖高，就诊断为"消渴"，患者有口渴的表现，立即想到上消，分型为阴虚燥热，所以条件反射，"血糖升高"加"口渴"就是阴虚燥热，于是滋阴清热的代表方就出来了，用到病人身上有没有效呢？

很多患者没效啊！

痰中发现结核杆菌，诊断为肺结核，肺结核就对应了中医的肺痨，由肺痨立即想到肺阴虚，最后将"痰中有结核杆菌"与"肺阴虚"画为等号，于是接着对应的代表方剂就出来了，用到病人身上有没有效呢？

很多患者没效啊！

前列腺液常规检查，白细胞4个加号，感染啊，有炎症啊，于是立即和"湿热"联系起来，清热利湿就成了治疗法则，结果中药服用几个月也没效！

B超发现附件囊肿,首先想到的是炎症,需要清热解毒啊,于是将"囊肿的治疗"和"清热解毒"联系在了一起,结果用了几个月的中药也没治好!

这样的思维模式,最终不是促进了中医的发展,而是害了一批又一批的中医人,这样的思维模式造就出来的中医,丝毫不能促进中医的发展,反而将中医的疗效逐步降低,沦为大病治不了,小病治不好……

看到龟板,想到的不是龟板为什么能滋阴潜阳,而是龟板含的是什么样的蛋白质,什么样的胶质成分;看到黄连,想到的不是为什么入心经,清心火,而是黄连中的盐酸小檗碱对痢疾杆菌、大肠杆菌、肺炎双球菌、金黄色葡萄球菌、链球菌、伤寒杆菌及阿米巴原虫有抑制作用……用这样视角来看待中药,将中药的精华——"四气五味,升降沉浮",全部抛在脑后,自己反而认为自己很科学……用这样的思维模式来看待中药,最终是将中药西化了,可悲的是想西化又不能彻底西化,因为套用了中医的理论,而不是采用纯西医的理论,最终不中不西,自己也找不到北了。

有人说中医的思维模式是"整体观念"和"辨证

论治"，有人说中医的思维模式是"阴阳"，还有人说中医的思维模式是"六经辨证""八纲辨证""脏腑辨证"……

其实这都不是中医的思维模式，中医思维模式的核心就是"天人相应""取类比象"。将"天人相应""取类比象"和中医的基本理论结合起来，就是"中医的思维方式"。

比如，看见天寒地冻，大地结冰，想到人体心肾阳虚，手足冰冷，腰背疼痛。然后再想到中医理论，"寒性收引"，就会明白痛痹的治疗原则为什么是散寒止痛，而不是查查类风湿因子，查查血沉，再想想哪位中药具有抗风湿小体的作用……

比如，看见鸽子之性喜升腾，想到人体阳气的升腾，再看到气血不足、头昏乏力、阳气升发无力的病人，就可以借用鸽子来治疗，而不是想到鸽子含有什么样的蛋白质、氨基酸，建议所有身体虚弱的人来吃，结果肝阳偏亢的人吃了就会出问题。

比如，看到竹笋破土而出，就知道其生发之力较强，很多慢性病患者体内有伏邪，吃完竹笋后，伏邪发动，身体就会不适。而不是想到中医的发物之说子虚乌有，患者不适是对竹笋过敏。

再比如,看到鸡血藤疏松多孔,自然就理解了为什么它具有活血通经的作用;就明白了为什么重用黄芪时出现腹胀,配上鸡血藤之后腹胀就会消失。

……

思维模式就是一种思维习惯,当这种习惯养成之后,你的思维就不会局限于"六经辨证""八纲辨证""脏腑辨证""阴阳五行"等方面,对药物的理解也不会局限在"清热解毒""消肿散结""活血化瘀"这些字眼上面,你会慢慢明白同样是活血化瘀,三七花与三七有什么不同,丹参与红景天有什么不同,三棱与莪术功效有什么不同,菖蒲为什么能开心窍,通草为什么能通乳汁……

拥有了中医思维模式,上面的问题就会很简单,因为你只需要看一眼药材,想想书上记载的内容,就能豁然开朗,中医美丽的身姿就在你的心中慢慢展开了,很快你也就感受到了中医疗效的神奇,到了这一步,你的心也就慢慢地与自然融为一体。

中医之"道",就在你心中慢慢清晰起来。

五、扬"道家文化"是中医发展的必要条件

道家文化的核心思想是什么? 可以概括为两句

话:"无为,而无不为""道法自然"。

"无为,而无不为",很多人对此的理解为:什么也别做,等于什么都做了。

无为不是消极,而是一种出世的智慧和方法。

其实"无为"的真正含义为:不要刻意地去做,要顺其自然去做事情。

作为中医,我们很多时候都是在"有为"而做,非是"无为"而做啊! 临床上疾病的很多表现形式其实是身体的一种保护性反应,而我们常常不去深入思考,盲目地针对这些表现形式而努力,违背一些基本的规律,看似在"治疗"疾病,其实是在"制造"疾病,背道而驰,适得其反啊!

为了说明这个问题,我举几个例子。

经常遇到咳嗽的小儿患者,家长不分青红皂白,立即用上镇咳的药物,小孩咳嗽好些了,但其他的问题接踵而来。

我常对这些家长说,"如果你炒菜,被油烟呛了,出现咳嗽,你会咋办?"

这些家长很自然地说:"那没啥事,咳几声,不就好了?"

我反问道:"为什么被油烟呛了,你不喝点镇咳

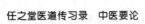

药呢？"

家长笑了笑，"被油烟呛了，喝镇咳药，怕是会坏事啊！"

是啊！我们被油烟呛了，都不敢喝镇咳药，为什么自己的小孩受寒了，出现了咳嗽，却强制性地给小孩灌镇咳药，而不是想办法帮小孩将体内的寒邪散尽呢？难道喝了镇咳药，不咳嗽了，小孩体内收的寒邪就会自然消失？这不是"掩耳盗铃"，这不是"有为"而做？

还有一些小孩饮食不节，消化不良，出现食积发热，而很多家长（包括很多医生）的处理办法是吃退烧药，今天体温降了，明天又烧起来了，反复使用退烧药，为什么不将体内的积食解决掉呢？"对症"治疗，就是针对"症状"来治疗，有多少是在"无为"而治啊？

其实再高明的医生对疾病的认识，都比不上人体自身对疾病的反应，人体的很多"症"，都是身体在寻求自救，都是身体在呼唤，而我们很多时候都没有静下心来倾听，为什么身体会发出这样的呼唤？所做的工作不是去理会身体的呼唤，而是压抑身体的呼唤，掩耳盗铃，看似"症状"得到了改善，实则是将身体从"这个不良状态"推向"另外一个不良状态"，也许在这种盲目的推动下，机体状态越来越差。静下来想想，我们"帮了多少病人，又害了多少病人"？我们不是在"制病"，难道是在"治病"？

道法自然！

其实很多时候完全不需要针对"症状"来用药，只需要针对脏腑，恢复脏腑的功能，让五脏之间相互滋生，而又能相互制约，很多疾病自然就得到了治疗，机体的和谐也很重要啊！

风、寒、暑、湿、燥、火，对于每一种邪气，人体都有一套抵御措施，我们何须人为地去帮机体建立本不属于自身的东西呢？

看看麻瑞亭的书，一个"下气汤"，解决了很多常见疾患。如果你再深入想想，其实"下气汤"也不过就是顺应了五脏的规律用药而已啊。

网上搜索一下小柴胡汤，就会发现一个小柴胡汤能治疗很多疾病，这是为什么呢？其实小柴胡汤的核心是疏肝和胃！它不是在治病，而是在治人！它不是在治人，而是在治五脏！它不是在治五脏，而是在顺应五脏之性！它不是在顺应五脏之性，而是

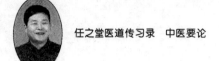

在行道!

这就是"道法自然"……

现在的人害怕生病,看见别人吃膏方,自己也去吃膏方;听见别人喝水排毒治病,自己也天天喝水排毒;听说"冬至进补",于是一窝蜂地冬至进补……其实养生最好的办法,不是看别人怎么样,也不是听别人怎么说,而是问问自己的身体,细心体会自己身体发出的信号,顺其自然,不是向外求,而是向自身求,这就是最好的养生。

一个人最好的朋友是自己,一个人最大的敌人也是自己!追求养生,别忘了"无为,而无不为"。

中医看病,不是看你背了多少个方剂,也不是看你记了多少味药,更不是看你发表了多少篇论文,主持了多少个课题,关键是看你的思想是否与道家思想相吻合,行事有没有"背道而驰",只要不背道而驰,距离成功就会越来越近。背道而驰,就很难有到达目的地的那一天。

中医要发展,从事中医的人必须要了解道家文化,从道家文化的核心思想中提炼出自己的处事之道,总结出临床工作的应对之道。

常无欲,以观其妙;常有欲,以观其徼。

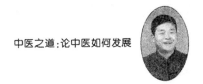

细心参悟人体气机的循环，这样才能感受患者体内气机循环的失常，知"常"而明"失常"，顺势而为，无为，而无不为。

若不细细参详，看似循常规之道，却处处在做"有为"之事，最终难成正果啊。

见痰休治痰，见血休治血，见汗不发汗，有热莫攻热；喘气毋耗气，精遗勿涩泄，明得个中趣，方是医中杰。

这不就是在行"无为"之事，这不就是在践"道法自然"！

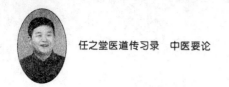

中医之道:写给中医爱好者

很多人爱好中医,希望学好中医,为家人、为自己,也为别人看好病。中医如何才能学得好呢?说实话,这是个很大的话题,如何让一个爱好者学好中医,并能学以致用,的确不是一句话能说得清楚的。

但有一个东西是肯定的,万丈高楼平地起,打好基础是错不了的,再漂亮的楼房,都是由沙子、砖、钢筋、混凝土……构成的,这是构造大厦的物质基础。中医也是一样的,好的中医,都是由知识一点一点积累起来的。

没有沙子、砖、钢筋、混凝土……这些基本物质,纵然有再漂亮的图纸,都是空话,盖不成房子。离开了中药、方剂、中医基础理论,来谈学中医,都是空话。可能有人会问:目前中医学院的学生不就是一步一步学好基础,为什么他们毕业后还是没能运用好中医呢?

的确是有这个问题,目前中医学院的教育,培养出来的中医学生很多都不具备中医思维，但他们的基础学得很扎实，这是不能否认的，这样的学生，只要稍稍引导，帮他们理顺中医思维，都能成为很好的中医。

对于中医爱好者而言，与其天天琢磨阴阳五行、五运六气，还不如先扎扎实实地背几本书，背好了中药学、方剂学、中医基础理论、针灸学，然后再选择一本医理谈得比较透彻的书，好好看看，慢慢就上手了。

四大经典要不要看呢？肯定是要看的，但对于中医爱好者而言，绝对不要先看这些书。这就好比练武功，基础不打牢，学高深的武功，容易走火入魔一样。

不先学好基础，一开始就从经典入手，容易曲解经典。

另外，学基础的同时，建议学学国学，读读《论语》《道德经》《清静经》《金刚经》《了凡四训》以及王凤仪老人的《化性谈》……这些书会有助于你的心性提高，对学习中医大有裨益。路是一步一步走的，急是急不来的。

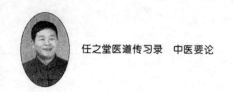

中医之道：中医话《道德经》（一）

"天下皆知美之为美,斯恶已;皆知善之为善,斯不善已。故有无相生,难易相成,长短相形,高下相倾,音声想和,前后相随,恒也。是以圣人处无为之事,行不言之教。万物作而弗始。生而弗有,为而弗恃,功成而弗居。夫唯弗居,是以不去。"(《道德经》第二章。)

此章重点为体现老子的无为而治,本节所有内容均以"无为"二字而展开。

当天下人知道美的时候,心中有了丑的对象;当知道善的一面,心中已认识到什么是不善。因为有了比较,就有了分别,老子从我们最易接受的善恶美丑来论及此章,是为了便于世人接受下面要讲述的"有无""难易""长短""高下""音声""前后",前为铺垫,后为展开。接下二字"恒也"便是总结和升华,天下所有的事情都是这样的！

读到"恒也"，我们便会想到中医，当我们谈及阳虚的时候，其实阴虚时刻存在；当我们习惯于用"上火"二字的时候，其实忽略最多的是受寒。"一叶障目，不见泰山"！只有明白有和无、阴和阳永远是相对而并存的，我们才会更加深入地思考问题。你认为是美的，别人可能会认为是丑；你认为是善的，别人可能以为是恶。

情人眼中出西施嘛！

你认为是阳虚，别人可能认为是阴虚；你认为是上火，别人认为是受寒。当所有的判定标准无法量化，任何争执都无意义。而判断不准，采取的任何措施都有可能是错的，所以寒凉派、火神派，都有可能受到局限。"圣人处无为之事，行不言之教"，并非无为，而是指不针对"有"和"无"去有为，不针对"长"和"短"去有为，一切只是顺应事物的发展，不去刻意干扰它的开始，也不刻意干扰它的成长，成长到成功之后也不居其功，不居其功，是因为万物从开始到结尾，都遵循它自身的法则。

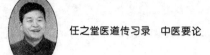

　　同样,中医治病也是如此。疾病的产生,我们无法控制,我们要做的事情,是引导人体气机的寒热对流,引导人体五脏气机的相生相克,疏通人体的通道。疾病的治愈很大程度上取决于病人自身的调节和自愈功能,我们医生不能因此而居功自傲。就好比病人手被割伤一样,我们所要做的,是防止伤口感染,伤口的愈合是病人自身的修复功能。

　　"无为"不是什么也不干!

　　"无为"是更高层次的"有为"!

中医之道：中医话《道德经》（二）

"不尚贤，使民不争。不贵难得之货，使民不为盗。不见可欲，使民心不乱。是以圣人之治，虚其心，实其腹，弱其志，强其骨。常使民无知无欲，使夫智者不敢为也。"（《道德经》第三章）

《道德经》第二章讲到"圣人处无为之事，行不言之教"，而第三章由第二章的无为，一下子谈到了"不尚贤""不贵难得之货""不见可欲"。此"三不"岂不是有为之事，从无为到有为，如何来理解？其实是通过一些高层次的"有为"，来达到"无为"的目的。

"不尚贤"，谈的是一个名，"不贵难得之货"，谈的是一个不见可欲，是对名利的进一步升华。可欲包括很多的内容，如声、色等。老子从名利入手，让天下无名利之争，此治理天下之法，即是"无为"之法的"有为"之法。一个国家，如果老百姓心都很平静，生活很安逸，国家没有向外侵略的野心，一心为老百姓的安宁、社会的富强而努力，老百姓生活在夜不闭户、路不拾遗的状态下，人们的道德水准上升到一个较高的层面，纵使有些奸巧之人，也不敢妄为，社会也就太平、繁荣、昌盛。

在人体内，统摄全身气血的是神，一个国家、一个民族依靠的是信仰，这种好似灵魂的力量，只有在"不见可欲"的前提下，才能真正感觉到。

《清静经》云："常能遣其欲，而心自静，澄其心，而神自清。"放下名利，可见可欲，即是遣欲啊！如果《清静经》谈的是个人修行的法门，那么《道德经》第三章谈及的则是一个国家、一个民族道德回归的大法门，如此而为之，则国之神清净也！何有人心浮躁之忧啊！何有老虎为患啊！

中医治病，上工调神，下工调形。往往我们在临床上采用的调神方法，只能调神一时，而不能调神一世。只能让病人暂时缓解病情，而这不是究竟之法。如果病人不为名利而争，不为财色心乱，心

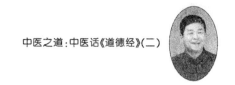

静神清,虚心实腹,气沉丹田,自然正气存内,邪不可干也。

　　此章用《黄帝内经》的话来翻译,可为"恬淡虚无,真气从之,精神内守,病安从来?"如此至高至上的法宝,又有几个人能真正领悟其精髓呢!

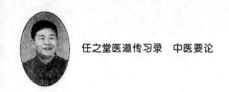
中医之道:中医话《道德经》(三)

"道可道,非常道;名可名,非常名。无,名天地之始;有,名万物之母。故常无欲,以观其妙;常有欲,以观其徼。两者同出而异名,同谓之玄,玄之又玄,众妙之门。"

此为《道德经》开篇第一章,其含义已包括整部《道德经》。读懂此章,整部《道德经》就好读懂了。此章分四个层次来阐述如下几个问题。

1.什么是道,能否描述?

2.不能描述,那又如何来感受道?

3.常人体验道的存在又如何去悟道、修道?

4.悟道、修道最后是得道,如何去得道,得道的方法和门径在哪里?

可以说整本书,都是在传道,因为道无处不在,无处不显。故千人读经,千人有感悟,千人可证道,这便是本书神奇之处。一个中医如何来读？如何来修？如何来证？如何来得？我们慢慢来分享。

道是存在的，但它不可说，也不可为之名。说了，名了，就错了，就将道局限，定死，别人看来，也就是错的。脉象是存在的，但如果我们分寸关尺六部来描述它，按五脏六腑来分述它，按浮沉迟数来定义它，也是错的，因为脉象所包含的意义太多。比如，左手脉，既可以理解为人体心肝肾，又可以理解为人体左侧，可以理解为患者的督脉，还可以理解为患者的父亲……脉可脉，非常脉！

天地之始，无形无质，是道的状态；等到有形有质，可以名状，可以描述的时候，便是道的显现，是万物形成的开始。一个是"道"的状态，一个是"一"的状态，所以要理解道，我们还得从"一"、从"二"，甚至从"三"来入手，慢慢体悟。如果一开始就从道入手，将会是不可说，说也说不清，道也道不明白。

所以我们要从有名开始，从万物之母入手。脉象如不分二十八脉，不分阴阳，不分五脏，不分六腑之定位，空谈脉，谁也不明白脉为何物。有了分类、定位,才可以进入脉的状态。从有的状态来感受无,从有名的状态,来感受无名,用"一"的状态,来体悟"道",最终进入无、无名、道的状态,这便是《道德经》传递的核心思想。如何来做到呢?

"无欲以观其妙"。常能遣其欲,而心自静。无欲的状态,心就会宁静,人只有处于无欲的状态,才会感受道的体现与神妙。小儿无欲,故幼儿所见天地万物皆为神妙,于是幼儿便有了无数个为什么。"有欲以观其徼。"人在有欲的情况下,才会去探索为什么灯会亮,水会烧开,水会结冰,水会变成汽! 在探索中便会找到窍,找到道之存在于世间的理。感受到神妙,是探索的前在动力,努力去现其窍,是对神妙的思考。于是无欲和有欲,便是我们在现实世界,体验道的法门。常"有欲"会失去神妙感,常"无欲"便会失去探索、学习精神,会进入虚幻状态。这两种状态,都可以去感受道,体验道。说来很简单,其实也很玄妙。那么说它有多玄妙呢? 可以说,认识世界,认识道,修道、悟道、得道,都逃不出这个法门,故称之"众妙之门"。

学习中医也是这样,感受中医的神妙,感受脉法的神妙、针法的神妙,要的是一颗无欲的心。没有这颗无欲的心,你所看见的万物皆是平凡,所尝到的一切皆是一般。在无欲的状态下,你能收获神妙的感觉,而在有欲的状态下,去探索,去研究,去整理,去尝试,去找到妙之窍,医神之钥,医道之门! 玄之又玄,医妙之门!

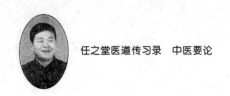
中医之道：中医话《道德经》（四）

"道冲，而用之，或不盈，渊兮似万物之宗。挫其锐，解其纷，和其光，同其尘，湛兮似或存。吾不知谁之子，象帝之先。"（《道德经》第四章）

此章读起来，要十分明白，需在一个"冲"字上下功夫。不解"冲"字，读起来，则似明似不明，似懂非懂。要解"冲"字，则以经解经，即可明经。

《道德经》第四十二章云："道生一，一生二，二生三，三生万物。万物负阴而抱阳，冲气以为和。"此冲气又为何解？

人体阳脉之海，为之督脉；

人体阴脉之海，为之任脉！

人体为万物之一，也是负阴而抱阳！那么在督脉和任脉之间，"冲气以为和"，指的是什么呢？

"冲气"是"冲脉"之气也，道家、佛家将冲脉称之为中脉。

冲脉为十二经脉之海，打通中脉，是修行人奋斗的目标。没有这条沟通人体阴阳、沟通人体十二经脉之气的冲脉，人体气机的运行，将会出现诸多不便。人体上焦的心火之炽，金气之锐，中焦的土气之尘，下焦水气之寒，统统因为这中脉，最终挫金气之锐，解木火之纷，和心火之光，同脾土之尘，达到冲气以为和的状态！这不就是挫其锐，解其纷，和其光，同其尘？

如此来理解人体之道，人体之冲，冲之用，其不盈，渊兮以五脏六腑，四肢百骸为宗，不就顺理成章了吗？

由人身，推及外物，天地阴阳循环之间，也存在此冲脉。道由此而生一，生二，生三，生万物。它是如何产生的？如何去描述？这是无法用语言描述的，老子也没说清，道，非常道，由道，到道之显，更是非常道！

推动四季更替，寒来暑往，花开花落，是谁之手呢？冲也！吾不知谁之子，象帝之先。

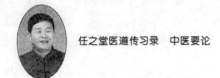

借用此章,若能体会到人体冲脉之妙,联系到人体这个小宇宙之中冲脉的作用,反推及身外大宇宙之冲脉,便是参悟到天机了。

多言数穷,不如守中!

守中即是守冲!

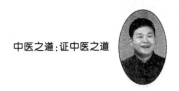

中医之道:证中医之道

一、中医的信心

医间道,是想在医学林海之中描绘出一条学习中医的道路,便于同行及中医爱好者行走,我也就是一个修路的人。

世间的路有很多条,每条路总会有很多歧途,并非能够一条路从头走到尾,如果方向不明确,意志不坚定,行路之时又得不到过来人的指点,就很容易走弯路,进入了岔道,自然就难以到达终点了。

《圣经》上有一个经典的故事,原文如下:"凡听见我这话就去行的,好比一个聪明人,把房子盖在磐石上。雨淋、水冲、风吹,撞着那房子,房子总不倒塌,因为根基立在磐石上。凡听见我这话不去行的,好比一个无知的人,把房子盖在沙土上。雨淋、水冲、风吹,撞着那房子,房子就倒塌了,并且倒塌得很厉害。"

在学中医的过程中,我们常常对自己信心不足,担心运用中医疗法不能解决问题,将对中医的信心建立在沙土上,这样的信心是经不起风吹雨淋的,只有将信心建立在磐石之上,运用中医思维去解决手中的问题,你的信心才能越来越强大,才能真正掌握中医的精髓。

二、中西医区分

当我们病了,找医生看病,很多人会首先选择医院,因为医院就是治病的地方! 进了医院才发现,大多都是西医的诊疗手段,这些手段对不对呢? 当然对了,因为这些手段能够帮你检查到身体的不正常之处,针对这些异常的指标进行治疗,无可厚非,很多患者也因为采取这些手段治好了,西医的诊疗是对的,但为什么又有一些治不好的呢? 甚至越治越复杂的呢?

其实这涉及一个对疾病认识的问题。

人体的正常指标数值太多了,你如果到医院去,跟医生说给我全身都查查,所有生化指标、物理检查都上,这样的检查,自然会发现很多就诊时忽略的疾病。因为病人的主诉只是一方面,而身体的疾病可能有很多,患者认为与主诉无关,在描述病情的时候,常常被忽略掉,比如很少人将大便不成形与心脏不舒服联系起来,很少人将大便干与咳嗽联系起来。所以很多医院,尤其是大城市的医院将检查常常排在第一位,病人去了可能花上一万元钱来做检查,而用药可能几十块钱就可以了,诊断搞清楚了,用药就好办了。这就说明一个问题,很多治不好的疾病是诊断没搞清楚。那么是不是所有指标都查了,就一定知道哪里出问题呢？为什么有些病人花了很多钱做检查,最终还是没有查出原因来,身体不适还是没有得到解决呢？

这就涉及对人体认识的问题了。目前的西医检测手段,对人体的探知是否达到了极限,也即是说,西医检查结果的正常与否,是否就可以代表人体的正常与否？事实上是不能代表的！

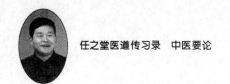

三、什么是真中医

西医针对的目标是病,比如细菌、病毒、癌细胞、支原体、衣原体、幽门螺旋杆菌……

中医针对的目标有两块,一块是病,一块是人。针对病邪,我们常说的:风、寒、暑、湿、火、痰、食、饮、瘀等;针对人,我们常说的五脏失调,气血失和……

作为一名中医,在认识疾病上,出发点首先应该是建立在"人"的基础上的。

"正气存内,邪不可干,邪之所凑,其气必虚。"

邪气伤人的前提是正气的不足,而正气的代表是人,人的状态如何,是疾病如何治疗、好不好治的前提条件。这就好比打仗一样,打击敌人是结束战争最直接的办法,但养足正气却是战胜疾病的前提条件,一支没有严明军纪、军心涣散的队伍,配再好的武器,都无法打赢战争。所以针对病邪的治疗,只占三成,针对身体的调整却占七成,如果放弃七成的调整,而只追求三成的术,这在战术上就落了下乘。用下乘的方法来作战,最终就会在疗效上大打折扣,当疗效大打折扣之后，就会不自觉地向术上深究，向细微去探寻，于是很容易走进西医的思维模式，是啊，"痰湿"解决不了，转向"炎症"了……

真正的中医，应该是"病邪"上探寻不了，转向"五脏"，"五脏"探寻不了，转向"阴阳"，"阴阳"上探寻不了，则转向"道"，由下向上走，这样出错的机会才越来越少，才会越来越接近疾病的本质。

这就好比看一座山，站在山中看不清楚，退后一段距离再看，还是看不清，再退后一段距离，当退到一定距离之后，整个山就尽收眼底了，如果退到合适的位置，整个山脉都看到了……

所以中医要往大处走，道、法、术、器，越向道接近，治疗疾病就越轻松。

上一节讲了中医之道要体悟。那么如何来体悟？从何处来体悟？从哪些方面来入手呢？我们还是从几个医案来说明这些问题吧。

一个男性患者50多岁，经常鼻塞，流清涕，每年秋冬季节加重。医院开的治疗鼻炎的药，用过无数种，时效时不效，非常痛苦。诊其脉，左寸浮取无力，六脉细弱。询问得知，经常头昏乏力，颈僵。予以八珍汤加苍耳子、辛夷、乌梢蛇，其中苍耳子用到20克，乌梢蛇用到30克。患者服药五剂后症状完全消失。几个月后，路经我处，谈及病情，非常高兴，没想到多年顽疾，几副药就将其治愈。

这个病例取效，其中的关键是什么呢？很多人会认为是八珍汤。其实此患者服用补益血气阴阳的药物不少，而病情不能有效控制，其根本原因在于督脉不畅。督脉为人体阳气之总督，督脉不畅，阳气不能上达于头面。头面得不到阳气的濡养，自然头部各窍的功能都会减弱，升阳通督，自然就可以轻松解决了。那么问题也就来了，人体阳气是如何运行的，它们运行的规律有哪些？这就是接近于道层面的问题。其实如果我们能搞明白上述几个问题，治病就是很轻松的活。

有个病人长期头昏，记忆力减退，双目干涩。就诊时自觉头晕晕沉沉，不清醒。我用右手托住其下巴，左手拍打其百会穴，拍了十来下。松开后，病人十分惊讶，因为头一下子就清醒了。为什么呢？因为百会为诸阳经汇集之处。拍打此处可以起到升发阳气的作用。人体阳气昼行于外，夜行于内。白天阳气由里向表，传输由下向上升腾。

那问题也就来了。这样不停地向外向上升腾，再厉害的人也受不了啊。一则中心的阳气总会被消耗完，二则阳气都汇集于头部，那头部自然会发胀、发热。这种单向运行绝对不能持久，这是宇宙的法则。你看大地长期不下雨，天天被太阳烤，没几天，万物都会枯萎了。所以有阳必有阴，有升必有降。当阳气向上汇以后，便会由阳转阴，化为阴水，从中而降。

如果这样来看，是不是非常像地球的磁场？

一个阳气的运行规律，让我们推出了和地球同步的人体阳气场。那问题又来了，白天阳气是向外向上散的，而夜晚阳气是向下向内收的，又该如何来描绘呢？

如果我们将白天阳气的向外散的运动，夜晚阳气向内收的运动理解为开与合，那么中央阳气白天向上升，夜晚下降，则可以理解为升与降。开合升降四字,便道出了整个人体气机运行规律。

仰头观于天,早晨我们看见太阳的升起、月亮的落下,正好与我们设计的白天气机运行图相符(我们称之为日行图)。傍晚我们看见月亮升起,太阳西落,正好与我们设计的夜晚气机运行图相符(我们称之为月行图)。一个是太阳升起,一个是月亮升起,阴阳之变化便在这一升一降之间,而万物之生长收藏也就在这阴阳二气的推动下逐一演变。万物负阴而抱阳,人也是万物之一啊。那么如何来指导中医临床呢?就算它接近于道,我们又如何来证明呢?

还是用案例来说明吧。

患者张某 40 余岁,体肥,每天晨起干呕,伴胸闷 1 年余,加重一月。近期表现为稍遇冷风刺激和闻异常气味时,即出现干呕,如有身孕一般,患者异常痛苦。诊脉时,右手上越,寸大于尺,左关郁滞,左寸右尺不足,舌尖红,苔腻。处以黄连温胆汤,其中竹茹用至 50 克。患者服用一剂后,即觉胸闷减轻,干呕好转。三剂后复诊,病愈大半,后再服三剂而愈。重用竹茹,起到捷效,许多人不理解,一味非常平和的药物,为何会有如此殊功？其实看看竹子的形态,想想此人的病机,就很容易明白了。

此患者长期干呕,与其气机不降有关。而其气机不降,中央气道不畅。气机不降反升,是关键。对应于人体,中央气道即人体的冲脉,也即佛家道家所说的中脉。冲脉为十二经之海,又冲脉为血海。此脉不畅,白天上焦的阳气无以下达。浮于上,自然会出现恶心、干呕、胸闷。竹子中空,其气能达表里,其性能降,能清热,能化痰,中脉不畅之痰热,皆可用之通达。

或问,竹茹既能通达中脉,那中脉不降,痰热郁阻的其他疾病均有效应吗？

中脉不降,阳气浮于上焦头面,出现头面部一系列的上火症状,投此均有疗效。

曾用此一味治疗冲脉不降之牙龈出血,多方医治无效,用此可谓一剂知。

曾重用竹茹治疗鼻衄反复发作病程近年余的患者,仅用此一味治愈。

曾用竹茹治疗牙龈肿痛,伴头昏头胀的患者,血压升高,数剂而愈。

此药煎煮后,味道平淡,无异味,且有少许清香,对小儿而言,此药很容易被接受,曾用竹茹治疗小儿胃热上扰的扁桃体肿大,有很好的疗效。仅仅一味竹茹就有如此好的功效,其关键还是背后的理。我们明白了背后的理,就会化平凡为神奇,而理的背后就是道。

我们用竹茹来证道,同样也可以用针灸来证道。

有位患者哮喘发作,来我处就诊,就诊时气喘,胸闷,上气不接下气。运用阴阳九针,给其针刺一针"通天彻地"。患者当场胸闷缓解,比平时喷吸平喘气雾剂还快,而且针刺 20 分钟后,患者离去上街购物、活动,直至下午 6 点来诊所取代煎中药,病情都非常稳定。这其中的关键就是通过针灸,帮助人疏通了冲脉,身体上部的阳气能够下达,中焦通畅,身体也就好了。

那么,阳行图有哪些含义呢?

阳行图之升散,发动于肾,少阳胆为之主,归根于心。

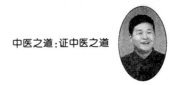

阳行图之降，发动于肝，胃为之主，归根于肾。

肾中一点真阳，来化下焦之阴气，借少阳生发之气，上达于心，借心输布于脑。若肾阳之不足，则少阳生气无。心阳之不振，头部阳气衰。

若肝阴亏虚，无以上达于脑，以济脑中诸阳汇集之热，灵台无一丝清凉，则头部之阳无以化为阴，无法借冲脉下降，以达北海，自会出现上热下寒。

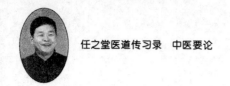

中医之道：泰山观竹林论道

一行人一径前往竹林小憩。甫一坐定，一针灸高手就开始问余师一些行医经验上的问题："听说余老师又要出新书，可不可以稍微透漏点儿信息呢？"

"余老师下一步出书计划是？"针灸高手又问。

余师接着说："是这样的啊，书越出得多啊，越出问题。多言数穷，不如守中，这个出多了贻害无穷，坏事！其实真正我写书，目前就三本：一本是《一个传统中医的成长历程》，让小孩子都读得懂的；一本是《万病从根治》，让所有人来用的，老百姓都读得懂的，通过生活小事来感悟医理；一本《医间道》，是写给专业医师看的。这三本基本囊括了所有类型的读者。"

"《医间道》是有三年了吧！"一个同行的从医人

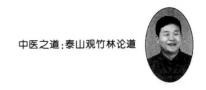

员问道。

"《医间道》现在反响不错,卖得很好。现在有人建议我写一个脉法方面的书籍,想不想写呢? 也想写,但是脉法呢,就像拿一把尺子量东西,如果尺子不准,那就越量越差了,所以脉法呢,不是不想写,而是不敢写! 你看现存很多古书上的脉法,能不能用呢? 也能用,但都很有局限性。"余老师回答说。

"您在《医间道》上也讲到一些脉法,将要出的脉法方面的书籍应该会更丰富些。"一人又问。

"是的,提到过,会更丰富些! 可能会晚一些,可能会在我的晚年出一本脉法方面的书籍。"

"因为您这个《医间道》是三年前的,现在应该在原有基础上更丰满些吧!"

余师道:"《医间道》是教医生怎么用,是用太极的阴阳双鱼的理论来构架的,这个太复杂了。我现在看病呢,更简单了。现在可以用几分钟的时间跟大家交流交流,理一理。"

余师一边说一边开始做一个道家气功中提气导

引的动作,众人一听余老师要开始分享,纷纷专注前来,四周啾啾的鸟鸣声也更让人有一种"鸟鸣林更幽"的感觉!

余老师边导引边分享道:"白天的阳气是从内向外发散的,是从下往上升的,上了头顶之后又往下降,时刻都如此循环运行。阳气在人体是这么一个运行规律。前后左右督脉任脉四周都有阳气。阳气向阴气转化,阴气向阳气转化,在道家功法里好像叫沐浴……"

"提气贯顶。"一人接话道。

"我们开药方就是这么开的。开个药把它升上去之后,从中间再降下去。这个大的通道如果堵住,就会出现很多问题。要么阳气发不出去,要么升不上来,要么降不下去,白天就这三种病。要么发不出去,所以要解表啊;要么升不上去;要么中间通道不通的,督脉不通,降不下来。就这三个反应,你把这三个搞通了,白天就没病了。我的观念是这样的,晚上阳气刚好相反,白天升阳,晚上收阴,从内向上捧气收气。在太阳升起来的时候和傍晚日落的时候,就像春分秋分一样,升和降是平衡的,是一个平衡点。午时升到最旺,子时收到最旺。这四个平衡掌握好,就是白天晚上两套系统。就像这个竹子,我们看到竹子说竹子啊!"

余老师指着一旁的竹子,继续说道:"这个竹子呢,它能够打通你的督脉,白天气往下降,要是降不下去的话,就开始不舒服,心内郁燥。早上起来牙龈出血,口臭,头昏。就这一味竹茹喝下去之后,中间的气往下降,牙龈出血好了,头痛也好了。这一通起来,全部都好了。所以这就是《医间道》写完了后,我不再写书的原因,因为我现在看病再按照以前《医间道》书中的观点,觉得太烦琐了,好多都觉得是错的,会误导别人。别人按照那里面的方法去治,有没有效呢?也有效,但是会陷入一个很复杂的圈子里去。目前我是这么治病的。"

"大道至简。"针灸高手总结道。

"因为这个气降不下去呢,可能是在肠道这一节,也可能是肛门这一节,也可能是膀胱这一节,也可能是谷道这一节……"

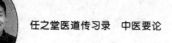

余师接着说:"阳气向阴气转化,才能降下去。浊气一降,才能排出去,所以现在要通肠。如果肠道这一块降不下去,我们一般用点儿大黄就可以。"

无名氏:"若堵到两肋能降下去吗?"

余师:"两肋降不下去?"

无名氏:"我有个病人,就是已到肋骨了。"无名氏一边说,一边用手类比身体上肋骨往下的相应部位。

余师详细解释道:"要用补脾的药就能降下去了。在中焦降不下去的话,胃气不降,都是脾气不升。因为脾胃在这里可以看作一个障碍,就像打太极一样的,一个升时往下降,一个降时往上升。这就循环了,他这胃气降不下去,就是脾气升不上来,所以这种情况下,你一定要降下去,因为胃气一降下去,脾气自然升起来。这个就像我们四君子加上半夏,把半夏放重一点,半夏是没有毒的。你用四君子把脾护住,再用半夏 30 克或 40 克把胃气降下去。"

无名氏紧跟着问:"制熟了的半夏还是生半夏?"

余师回答道:"都可以。把脾气往上一升提,胃气就降下去了。这就像太极一样，有升有降。中焦如果还有湿热，像川楝子、元胡，把肝经湿热清一清，如果这边肠道不通，再加点通肠的药，这个中间这一块儿，主要是脾胃上做文章。"

"这种就是一般失眠的病人的病因，中焦不通，有阻滞的情况，他容易睡不着，兴奋。还有就是那种后半夜容易醒的人，这种病人现在见到的比较多，用我们打通中焦升清降浊的方法，效果还不错！"

"从中医角度来说，胆火这个东西，弄好了之后可以解决很多神智性的疾病，比如失眠啊、狂躁啊，都是跟胆有关系。因为你想一下，这个红色，从这里绕上去，有个火的能量它穿过去，它太旺的时候，人的脑袋就静不下来。"

无名氏又问："那你的意思是把胆火降一下？"

"是，胆火降一下。"

"……降一下，你一般用什么药合适呢？"

"这个一般，稍微用点儿补肾的药，加一味灵芝进去。"

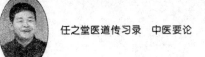

"灵芝是生灵芝还是?"

"就是外面长的野生灵芝,家养的也可以,野生的更好一些,光用灵芝都有效。也可以把方子开好以后,加 20 克灵芝进去。"

"20 克……"无名氏叨念着。

"20 克不多! 现在灵芝不是很好,灵芝也不会很贵。20 克灵芝也才几块钱,然后泡水服用就可以了!"余师补充说道。

"我喜欢用一些挣钱的药。"同行的针灸高手说。

"这个问题不大……这个胆火它是绕心之后,上到脑子上去,心和脑是相通的,心神对大脑也有一个影响。灵芝对肝脏是有作用的,它就是从腐烂的木头上长出来的。它有那个木气,所有肝病用灵芝都不错。"

"余老师,我每天都吃那个灵芝孢子粉,可不可以啊?"一同行的老人问道。

余师道:"可以!"

"自己种的灵芝有没有用啊?"又一位同行的老人问。

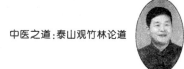

余师:"也有用。"

"我曾到那个灵芝孢子粉的产地去看,他用地下的人造温度和喷灌技术种植,就十个月成熟,它那个粉可以喷出来。"

余师:"是的,人工种植产量大。"

"这个东西还很贵的啊! 那个这么点儿一小瓶就一千多元钱。"

"那是人家炒作的。"慧慈师姐说道,"跟你说,你还不如就吃灵芝算了。"

"就吃灵芝可以了!"余师再次肯定道,"跟这吃饭一样。真正养人的,就是那个粗茶淡饭,并不是那些稀罕的东西才养人。其实越是普通的五谷杂粮越是养人,不要吃那个稀罕的大米,稀罕的'五谷杂粮。'越是稀罕的东西,偏性越重。"

无名氏:"我听有个朋友讲,有一个企业卖的灵芝提取物,据说那个对病人还较有效果。"

余师:"提取物可以,只要是灵芝这个东西,许多肝病患者都有效。"

"余老师有个问题,就是胆结石比较大的,能不能用中医的方法排出来。我没这方面的经验，把它化小排出来，有人形容就像母鸡下蛋一样下出来。这只是一种形容，很难。但我觉得可能不乏有个案，但要人人都这样可以排出来，难度很大！其实就开诊所而言，大多数老百姓得的都是普通病，十个老百姓九个都是普通病。胃病啊，风湿啊，头痛啊，腰腿疼啊，颈椎病啊！这普通病啊，多得很，是占大多数。真正患胆结石，你来100个人，不信你随机数，我们在座这么多人，可能没有一个胆结石的病人。但是我们这二三十个人有没有病呢？都有病……"

"……这个胆结石的病人尤其要改脾气，脾气躁，或优柔寡断，拖拖拉拉。可以用吃药的方法，关于胆结石的暂时就说到这里吧。"余老师最后总结道。

大家讨论完胆结石的内容，一位朋友意犹未尽，躬身靠近余师，再次请教道：

"余老师，您要是方便，可不可以讲一下您的那个八卦脉象？因为我在您那边药房的处方单上看到一个八卦的脉象。"

余老师笑笑，轻挠一下脑勺，用自己右手号自己的左手脉，说道："这个说起来很简单，但如果深入地讲，也很复杂。"

"我们都知道，号脉的时候有脉势，那怎么描述这脉势呢？比如我对病人说，你这脉是上越脉。病人就说，这个上越脉怎么理解？说不清楚！我们就用图，这样比较形象。比如这两条脉——寸脉和关脉都很有力，有劲儿。摸右手，这是寸部，很有劲，是个阳脉，我们用阳爻来表示。关部也很有劲儿，也用阳爻表示。尺脉弱，那就是阴爻来表示。再号左手脉，跟右手一样的，大多基于两种情况，强则阳、弱则阴。

这就是脉势了，我们将脉用阴阳爻表示就很直接明了。一看这个病人，上焦中焦下焦，两处的阳都在寸部和关部，上焦中焦阳气比较旺盛，能量比较多，下焦却是不足，这是属于虚亢的症状，用八卦图表示出来就是巽卦，也就是有'风'。这种病人很急躁，脾气不好，火爆，且气血不足，这样卦象就跟性格

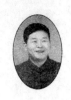

联系上了。那么治疗怎么办呢？你就把阳爻变成阴爻，阴爻变成阳爻，把它倒过来就可以了嘛！这个卦倒过来以后，这是要补肾阴，那是要补肾阳。这是升中焦热的，那是升上焦热的，我们用药将它的脉势倒过来就是，'损有余而补不足'！"

针灸高手听完余老师的滔滔论述，连忙提问道："如果说一些脉摸上去是阻塞的，就是滞脉的那种，可以表示吗？"

"都可以表示啊！摸这个脉的大小。脉郁到哪里了，哪里就能量过剩，也可以理解为气血过剩，这就要用泻药，我们把爻按照阴阳两类分，就是阳爻和阴爻。比如说竹子，它是通的药，就可把阳爻变成阴爻。薄荷，也能把阳卦变成阴卦，它要往外散啊！是不是？黄连，它是泻的，也能把上面的阳变成阴。人参，它能把阴变成阳……"

余师一口气列举了竹子、薄荷、黄连和人参四味药，有人听后点头赞叹道："啊！太妙了！这样直接又形象！"

"……大黄也能把阳变成阴。如果把药分成两块儿,也是阴和阳的问题,你看这样用药的时候就简单些了。你觉得这上面都是阳,下面一个阴,我一个药全部把它搞下去,可能就用竹茹加点沉香。沉香往下降,哗,通道就打开了,把上面的能量搬到下面去,上面的阳也变阴了,下面的阴就变阳了,它就平衡了!"余师又从用药的层面补充道。

"真是厉害!"朋友赞叹道。

竹林里起落着啁啾鸟鸣,阳光透过竹林,打在地面,投下点点斑斑光亮的圆点。

余师松动一下肩膀,笑道:"这是我从《易经》中悟到的,非常奇妙!你看我们号脉会出现寸脉不足,尺脉不足,中焦瘀滞,这就是坎卦嘛!上面阴爻,下面阴爻,中间一杠。坎为险阻,中间不通,气息上不上来,下不下去。那么这'坎卦'该怎么办呢?那就是中间疏通,把那个阳变成阴,变成离卦。离卦中间打通,气一上去就好了。"

余老师边说边做一个上下贯穿捧气压气的动作,又接着说:"通过卦象就可以知道人的脉象,知道你气血的分布,知道怎么用药。因为有些脉卦不是一天两天出来的,它都是几十年形成的,跟一个人的脾气性格一样,都是几十年形成的,你要通过一副几副药改过来很难! 我们有个说法,叫用无知来改变无知。"

此刻,一只花猫似乎也被老师讲话的内容吸引,淡定地踱至余师身侧卧下,闭上猫眼,似在养神倾听。有熏风习习吹过,竹叶轻盈闪动,如同飞舞的蜻蜓。

余老师饶有兴味地继续说道:"我们现在可以说另一个问题,一边吃药,一边改变环境,假如我们现在大家都是修行人,都是大德坐在一起,就没有人发脾气,因为互相感染。可以这么说吧,只要活着,我们没有人想发脾气吧,如果三五个人在一起都是火爆的脾气,就很容易出事,是不是? 所以说大的环境会影响你。人体这个能量,就是个分布问题,无非是在哪一块儿分布得多了。上面多了呢,下面就少了,下面多了呢,上面就少了。"余老师举一反三道。

"能量是守恒的。"无名氏一语中的,总结道。

"……我们其实只做一个搬运工，把下面的能量搬到上面，上面搬到下面。不是一定要把多余的给卸掉，你把中间的通道打开，下面哗的一下就上去，上面哗的一下就下来。把结打开以后，它其实自己在转，我们要的，就是把人自己的那个气开始调动起来。"余老师做一个搬砖的动作，从调理气机的层面更为深入地总结说。

余老师以搬运工解说用药的原则，一学生想到用药剂量的问题，不解地问："老师，像那个药物的剂量……我看您用药，剂量偏大一点。像有的人，我看他用量就比较小，3克、6克，也能治病，这个您是怎么理解的？"

"这个用药的问题，其实是用药的习惯不一样！"余老师顿顿话语，又接着说，"我一般两种病人用的比较轻，一是幼儿、小孩儿比较轻，一是老年人，比如已经80多岁的老人，体质比较差，这时候用重药他会受不了，容易出事儿！那就用小而轻的剂量，一次开个三副、五副药给他吃，吃个三五天之后再看。"

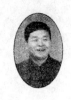

接着,余老师又举了一个自己的医案。

"上次有个老太太,80多岁了,过来看。说实话,都一走一颤的,你叫我用剂量我都不敢用,怕她受不了!我给她开药时对她说,我说你这个体质比较差,开一个八珍汤,也就是个很平和的方子给她吃。她吃了三副没反应,三副才十几块钱呢。那就再吃三副!吃完六副后就转过来了,舒服多了。"

余老师接着又以开车的案例举例类比道:"就像走路一样,有些人走得慢,就只能慢悠悠地调;有些人走得快,就要快刀斩乱麻地搞!这都是无所谓的,跟你开车一样,你开惯了,就知道技巧——好路、平安路我就开快点,油门一加,呼,跑快一点!不好的山路我就开慢点。情况都是变化的,不是一定都要开得慢,或者都开得快,临床上变数很多的!"

"得有一定的智慧!"余老师总结,侃侃而谈道,"你说,我开车开慢一点是求个平安,好,你开慢一点儿把别人急死了,后面车堵一路,好好的路,你为什么不开快些呢?在高速上最低运行是90千米/小时，你开个 60 千米／小时，后面都堵车了，急死了。你只要掌握了规律以后，都不是问题。"

"比如竹茹，你说用量多少合适？ 10 克？ 20 克？好比我们吃竹笋，你炒一盘竹笋有一斤。像这么长一节竹子，都有一两，50 克，你开个 10 克就是这么粗这么长的一节竹子。"余师一边用手比画竹子长短，一边用自己的用药经验解说道。

"您是直接用竹子的吗？"一听众好奇地问。

"这个竹子很有点儿道行呢！ 很有意思的。我非常喜欢用竹子，一年竹子都要用几百千克！ 这味药可以治很多的病，太好了！"余师抚摸着身侧的竹子，环顾下四周，兴奋地说道。

"我跟你讲啊，竹子可以降胃气，降冲脉，打通往下降以后，对乳腺增生都有效。我曾治疗一个病人时告诉他，回去把竹子割成一节一节的，放三四片橘叶进去，煮出清莹透亮的汤，非常漂亮！ 橘叶可以疏肝散结，竹子降胃气。当然，用的时候把竹子的青色刮掉一些最好。"余老师用手比画出切割竹子的动作，又用双手拇指和食指比出一个碗的形状，饶有兴味地分享自己的经验道。

"竹子要不要把它弄碎,比如捣一下?"对座的无名氏朋友问。

"劈开就可以!……这样升肝降胃,一升一降,形成一个太极,可以治很多病的!"

"太奥妙了!"有人感叹道。

"竹子不是有凉气嘛,怎么喝才好呢?"一同伴紧跟着问。

"是的,竹茹有寒气,你天天喝,就可能把胃给喝寒了。治病是可以喝,但你天天喝就会出问题了。"余师稍事停息,又随兴开讲道,"可以这么讲,所有鼻子出血的病,只要喝点竹茹下去,把冲脉一通,就好了。竹茹用于治鼻血好得很!流鼻血是脑袋上的热降不下去。冲脉是十二经络之海,这时你把上焦的热从冲脉降下去,冲脉一降,十二经脉皆降。"

大家听余老师分享竹子的妙用,从老师口中不断冒出的竹茹一词引起了一同行友人的发问:"余老师,那个竹子和竹茹有什么区别呢?"

"竹茹就是竹子把外面的青皮刮掉，里面的部分就叫竹茹。不过平时我们都没有条件、没有机会用现砍的竹子，都是加工好了的。我也用过，以前我们上山砍柴的时候就经常砍一些竹子熬药，都是宝贝啊！"余老师回答道。

这时，在一旁聆听良久的某老师，突然问道："余老师！有时我们打坐通中脉（即冲脉），在晚上感觉就不是特别明显，早上静坐的时候，中脉就通了好多，好像阴阳九针中也有一些针法可以通中脉。"

"对！昨天见识了余老师的阴阳九针，很厉害的，今天能不能给我们简单介绍下？"针灸高手接过话茬，推波助澜道。

余老师笑笑说："老实说，阴阳九针也是我在晚上静坐的时候，突然参悟到的。这个阴阳九针是好东西，我们准备把它出版出去，因为它创造了很多奇迹。比如，曾经有一个强直性脊柱炎的病号，他的小孩儿也不太好。患病之后就找'金针何'给他扎针灸，他过来之后就把他在何老师那里学的针灸给我讲了讲。他说感觉扎了针之后有一股气在那里转啊转。我说,我给你扎一针试试看?他说他的腰还没好,扎针扎了几天,每次扎完之后就感觉'哗'的一股力量直接从背部烧起来,整个脊柱明显感觉有一股热量往上冲,他大吃一惊。因为这个病把他的督脉堵住了,它一直想往上冲,冲又冲不上去,那个能量就郁积得很厉害。一通之后啊,只要它体质还可以,真气尚足,郁积得越厉害,它冲过去的反应就越大!"

针灸高手点点头,又问道:"我也跟那个何老师学过'指掌诀'嘛,昨天见了阴阳九针之后,相对来讲,都是在手上扎。相比较,按'指掌诀'来扎,病人的痛苦会大一点,可能一扎,这手就扎满了。阴阳九针相对没有那么多痛苦吧?"

余老师回应道:"各有各的好处,其实我们要理解最终的道理。举个有趣的例子,大家小时候都玩过弓箭吧?用绳子把弓身一绷,一扯,再一松,它就射出去,是不是!其实它收的时候就是在蓄势。在人体内,把这个气收回来之后,他就有很强的势,我们扎针的时候,这个地方叫作合谷穴,拇指和食指这两侧就像山一样,你看那个五指山呀,他那峡谷就相当于人手上这个合谷,五指的指蹼缘都是合谷,这时,我们把这个气——能量,往下收。你看我昨天扎的时候,这针一扎就往下收,就是把这个势给收回来。收完了就从正中间这个阳池穴收回来,这个收的势,力量已经很强大了——当你把所有的气'哗'的一下都收下去之后,从正中间阳池穴'哗'的一下就弹出去了,这个力量非常强大,所以这样一针下去气就冲上去了,很多疾病就解决了。"

"就是您这个针在扎下去的时候,人体的气就会自动聚在阳池穴这个地方?"这位过来交流的老师继续追问道。

"对啊!本来气就是这么走过来的嘛!你得顺势而为。你看人体构造,其实就是道家观天地的那种取象。"余老师伸出左手,张开手掌,五指张大,用右手指着左手相应的各部位,有声有色地解说道。

"左右都一样吗?"某老师又问。

余老师望着他伸出的右手,肯定地说:"男左女

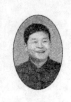

右。当然如果来一个男性病人，人家左手断了，没有左手，你给他扎右手也可以。其实我们看病，很多道理你慢慢琢磨就想通了。比如这是阳池，它属阳分，输入阳气，这个属阴分……呃，要说这人的一只手，到底含有多少信息？说实话，这是个大的宝藏，非常值得人去研究琢磨。我上次在家查资料，看到介绍说，人的整个大腿在大脑中的控制区，还没有一个大拇指所占的空间大。"

"所以说，只有人类会使用工具。"这位老师补充道。

余老师接着说："所以我们人的手比脚灵活很多，人的手调的气很多，扎手往往比扎脚会取得意想不到的效果。所有的关节都是带脉，如果要分阴阳的，手一伸，阴阳就分出来了，后背对手背，都是阳；前胸对手掌，都是阴。如果看人手有大块儿紫色，说明他的心脏和肠道不好——心脏这块血脉郁堵，肠道这块儿瘀积。如果手背一看，都是紫的，他的背部督脉也不通畅，这就是中医的望诊。"

"所以把中医的阴阳分清楚了，摸摸脉就知道能量的分布情况——要么气郁在上面,上焦的能量过剩,下焦的能量不足,要把上焦的气往下焦调。你看郁堵的病人,说话时口气也重,他的中脉之气难以往下降,要把气给他降下去。现在就是缺乏疏通督脉的药,有时候明知病人的情况是督脉堵住了,你叫我找一个很好的药把督脉打通,却非常难。在什么样的情况下用什么样的药,用多大的剂量合适,太有讲究。"

"有些人用的是杜仲、鹿角。"针灸高手插话道。

"杜仲它能够把背部的韧性给增强,但它通督脉还不够。"余师回应道。

"我看你好像是有一个二甲散……"一同行的中医人士说道。

余老师两手搭在膝盖上,扫视下四周听众,朗声说道:"有一个乌梢蛇,通督脉效果很好。一个病人过来,他那个鼻子是长期过敏性的鼻炎,非常重,他过来时一看,那个手都是紫的,鼻子不通气,督脉是堵的!最后给他开了很普通的几副药,加上乌梢蛇50克。"

"50克,还是蛮吓人的!"针灸高手惊诧道。

"当时我想突破这个剂量关,我就想啊,乌梢蛇开多少才有效呢?你开个10克、20克,它都没有效。我都着急死了——这是药不行呢,还是我的剂量不准呢?最后我想,别人吃蛇肉,一吃一条蛇,三五斤的一条大蛇,说吃就吃了。那就来个50克,就当吃一碗肉嘛!"余师饶有趣味地分享道。

"哈哈……"众笑。

"这样大剂量一用,吃下去效果奇好。他喝了一杯啊,鼻子就通了,脑袋也灵光了。所以这个经验也是我从别人吃蛇的经验上得来的,最后又转移到给病人治病上。我去年治病用了很多蛇,我实在过意不去,后来又放生了很多蛇。今天把这个经验公布出去,估计蛇又要遭殃了!"余师笑着说道。

"哈哈……"众人一起大笑。

这时,一位老师分享自己的练功经验,说道:"早上练功时吸气,再吞气,对通督脉也非常好,也是炼精化气的一个法门。"

余师肯定道："这可以！其实，像我们现在看的很多病，通过一些功法的引导，像八部金刚啦，多打一打，都可以解决问题。"

"余老师既然说到望诊，那么想问一下，脸黑是什么情况？"一女士问。

"脸黑要从心火上入手。"余师回答。

"对于之前说到的两套人体气机循环系统，其实在身体每个局部，也有升降，背部有升降，腹部也有升降……只不过它总的升降是这个过来的，这个动作经常做，也有利于通中脉。"余老师边说边重复动作。

"那如何用针呢？"某老师问。

"还是取象比类，比如可以把一根大拇指比作一个人，中脉不通就扎大拇指正中间，通天彻地，这个也是用来通中脉的。"余老师按自己阴阳九针中"通天彻地"的针法经验回答道。

不知不觉中，已到晌午时分，太阳光从竹林上空直射下来，更加烤人了，余师简单几句话结束了竹林论道。

　　大家在意犹未尽中跟随着余老师的车,离开泰山观。此时,两辆后车跟随着前车,在恍惚中,在车里意犹未尽的讨论中,我仿佛看到无数个跟随余师学中医的身影。

中医之道：做一个可以影响他人，带来正能量的多米诺骨牌

一、为什么叫任之堂

我这个诊所是十年前开的，在十三四年以前，我就筹划要开一个大药房，当时刚大学毕业。到十堰市来，这里没有一个大药房，我那时想着，要开一个十堰最大的药房，让老百姓们都能买上便宜的药。

药房取的这个名字，当时我想为中医做点事儿，叫个什么名字呢？叫"任之"吧。任呢，有重担、责任之意，有这么重的任务在这里，我就扛吧，担吧！能承受多少就承受多少吧，所以叫任之。

药房开好以后，我的岳父给我泼冷水，说我这是"听之任之"（大家笑）。

为这个名字我们还争论不休，最后我还是坚持

叫"任之"。

我在上海的时候还叫"余任之",可以说我一直将这个"任之",作为我的字号来用,作为人生评价标准、修行目的来时刻鞭策警醒自己。现在自己是出来闯荡见世面,以后还要回去的,我有重大的责任。

我有个学生回去以后办了一个"顺之堂",刘志宏回去后搞了个"应之堂",不管怎么说,大家都希望任之堂好好做起来。

国家对中医药发展很鼓励,但中医药发展的许多任务,都需要实实在在地去做。

我叫"任之",我在扛,其实分解到大家身上,大家也都在扛!

你们也都有任务,都要任之!

二、踏实诊好每一个病人,是我们医者首先要做的事,而不是宣传

我曾经想过,将我们的理念翻译成英文、德文等,但后来放弃了。

为什么呢? 只要我把来任之堂的病人们治好,

把目前手中的事情搞好，把脚下的路走好，把当下的事弄好，就行了！

自然不需要宣传，他们该来的，都会来！我已经放弃对外宣传的想法了。

三、我们是中国传统文化的捍卫者

我们中医医生，首先是作为一个中国人，作为一个有几千年文化底蕴的传承者，不要把自己看得那么低！而要想着我是一个中国人，我在捍卫中国精神，在捍卫中国的传统文化，我们是守卫者，继承者，发扬者！

四、珍惜我们的中医，珍惜我们的传统文化，作为一个中国人，是一件非常幸福的事

珍惜自己的拥有，非常重要！在你手中看起来不值钱的东西，在别人看来就是宝贝！

我们中国几千年的历史下来，繁荣昌盛，中医功不可没。此外，西方医学的进一步发展也需要许多其他医学来补充完善，我们作为中国人可以说是很

幸福的事！

五、茶饭不思、焚膏继晷只求一解——中医是我的理想

我前天还想了一副对联，上联是"茶饭不思焚膏继晷只求一解"。意思是说，我茶饭不思，夜以继日，只为求得一个方法答案，大家可以慢慢想下联。

我一直在琢磨太和汤，每天都带着这个疑惑，想着要怎么解。最后有天终于得到一个人提点，恍然大悟，茅塞顿开，整个世界都为之一亮，这种感觉太好了！所有机会都是送给有准备的人，当你一直不停地在做准备的时候，机会之门便会为你打开！

六、我们要过充实的人生

如果你的准备，就是娶个媳妇，挣个五万块钱，那感觉可能是不一样的。但当你准备解一惑的时候，想啊想啊，总想解惑，最后得到一个启示，然后豁然开朗，守得云开见月明的时候，那样的人生别样的美。什么是美呢？《孟子》上说，"充实谓之美"！

人生都要有惑，带着疑惑睡觉，带着疑惑起床，带着疑惑上班，带着疑惑生活，时时刻刻都有疑惑，就时时刻刻都在寻找解开疑惑的答案，时时刻刻都觉得生命充实。

七、让心保持虚灵的状态，看世间万物都很奇妙

我近十年，几乎没出过门，扎扎实实地在这个地方、这个诊椅上不断临床，诊务外不断看书学习，提高自己的医术技艺，却感召到很多高人来讲课，来给我解惑。

只要我们将心呈现虚灵状态，虚怀若谷，将自己所有知识腾空，这个时候看什么东西都很神奇。昨天下午我们讲的地气，这个东西是不是存在于日常中的，很简单的现象？但是把自己放在虚灵的状态来观察它，就会觉得，真的好神奇！

当我们用这种心态去发现问题时，永远有学不完的知识！这就是窍门儿。

我对学生的要求，就是把自己当成杯子，不断地清空，自己的杯子永远是空的，然后才可以装东西，

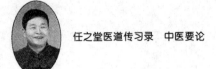

才可以开智慧！

八、成就他人的同时，也在成就自己

我们的山庄叫"养心山庄"，让大家养心、清静的地方。我经常说，龙升啊，不清静。其实最不清静的，是我啊，哈哈哈……（大家笑）

所以作为老师，需要对学生的思想行为做矫正，因为"教不严，师之惰"。有时候我说学生的时候，同时也在反省自己。其实学生的想法，我也都有，哈哈，我真的是不清静。

所以有时候我说我们养心山庄，不是我在帮病人，而是病人在帮我！

为什么这么说？

我上午诊务可以说非常繁忙，看那么多病人，大脑高速运转，很累，有时候我都会觉得自己脑袋高速运转得要冒烟儿了！（大家笑）所以说实话，在诊务之余，我需要放松。每天下午来到山庄，看到别人在玩，其实是在帮我，引导我，也去玩儿！

不是我带领大家玩，而是大家带着我玩儿！

你看做陶的师傅不是我吧？玩儿得最欢的不是我吧？天天烤红薯的也不是我吧？

其实我做的很多事情，表面上看来是我在帮大家，其实都是大家在帮我，成就别人的同时，其实也在成就我自己。所以当我们成就别人的时候，不要想着，我在帮别人熬药，在帮别人抓药，在帮别人干活，在帮别人做饭，而永远要想到，我是在帮助我自己。其实所有做的事，都是为了帮自己。哪怕是挣一份工资，也是为自己。为病人熬一副药也是为自己，耕一份地、种一棵菜也都是为自己。

我那样做，看起来是为了别人，最终是为了自己。今天我们大概三十个人坐在一起，其实就是一个整体，假如我是心脏，他就是肺，他是肝，她是脾，他是肾……这样一直盘下去，它就是一个整体。

你说胃饿了，要吃饭，吃饭是为了胃，但吃饱了，胃不饿，也是为了转化能量，为了肾，为了脾，为了肝……这都是不可分割的整体。

当我们意识到，你和人类是一个整体的时候，会发现，你损，我也损，你高兴，我也高兴。你发脾气，

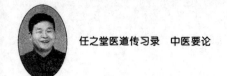

我心里也郁闷。所以为什么说,地球是个大家庭呢!

九、让我们做一个有正能量的多米诺骨牌

我们人体内有无数个细胞,如果一个细胞代表一个人,一个细胞过好了,我们整个人才好,如果一个细胞不好了,我们人也不好了,都是相关联,相通的。

当你不高兴,心脏郁闷的时候,不只是关乎心脏,而是我们整个人都郁闷。当我们肾功能不好,肾衰竭的时候,整个人都是塞的。当胃溃疡、胃疼的时候,不只是胃疼,整个人都是不舒服的。

我们的一言一行,可以影响整个中医界,借中医界影响整个医学界,借由医学界,影响到整个养生界,再影响到整个人类、整个地球!

这就叫多米诺骨牌效应,希望我们在推出第一块多米诺骨牌的时候,以正能量的形式推送出去,当你时刻想着,我是以正能量的形式推动第一块骨牌的时候,你将发现,整个世界将因你而改变!

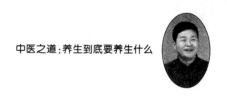

中医之道：养生到底要养生什么

按照养心山庄的惯例，每次讲课之前都要先读经，现在我们一起来诵读《清静经》。

三天前，油麻菜给我发微信，说摄影班学生作业是拍摄洋葱，让我讲讲洋葱，讲一个小时。我说这洋葱炒菜也不需要一个小时吧，就这个洋葱就讲一个小时，把洋葱讲清楚不容易，有点压力哈！（大家笑）

今天我从最基础的说起，讲洋葱，讲养生。中药的功效在治病，在防病，在养生。洋葱是怎样起效的，怎样作用的，要说清楚，要先从养生角度来谈。

首先，我们先来谈谈养生

我们养心山庄就是搞养生的，有人问我们为什么要搞养生山庄，说现在养生市场太乱了，一会儿绿

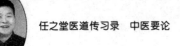

豆,一会儿茄子,一会儿泡脚……乌七八糟,鱼龙混杂。

那么现在养生市场是不是真的很乱呢?

我们用足疗来举个例子。十堰东岳路一条街,全部是足疗店。足疗有效吗?肯定有效。你们泡过脚吗?我泡过一次,确实很舒服。但能不能解决问题呢?足疗的机理在什么地方?没人能说清楚,反正给你揉揉搓搓后,你舒服了,掏钱吧!

更有些人把足疗和其他行业结合起来,把保健养生行业搞得乌烟瘴气。也有几个足疗店老板还找我看过病,吃过药,他们肯定是泡脚泡最多的人群了。

第二,脊柱养生

现在搞正脊的也不少,所有疾病都和脊柱有关系,包括针灸、正骨治疗脊柱侧弯、前凸、后凸。没有哪个人脊柱是直的,你看大家站着,就像钟摆一样,一会儿忽左,一会儿忽右,脊柱侧弯肯定是存在的。

通过调整脊柱对脏腑有没有好处呢?肯定有好处。但是为什么有好处呢?怎么起效的呢?我有个朋友是搞脊柱养生的,我也观察了很多病人,扎完针后病人当时效果很好,过两天又复发。脊柱侧弯矫正过来后,过两天又歪了,骨盆扶正后,又会倾斜。那人们脊柱问题的病根在什么地方?脊柱养生的意义在哪里?

第三,静坐

我们也在闭关房开展静坐学习,上次培杰、创涛他们过来时我问他们,心能静得下来吗?创涛说:静不静得下来,到闭关房去试试看就知道了。能够坐三五个小时,是心静。静不下来的,就坐不下来。但真正坐下来,就可以让身体恢复吗?有一个过来学习的周同学,一直在参加辟谷班、禅修班等,但身体还是不太好。

所以,静坐也不能解决问题。

第四,喝水

有些专家教授说,一天要喝六杯水、八杯水,能

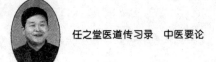

治病,能养生！你们试过没有呢？所有人每天喝八杯水就能治病吗？

现在社会上流传的很多养生理念都值得商榷。

第五,药膳

药膳也要辨证,找到原理。喝茶喝病的不少,喝茶喝醉的、喝出胃病的也有。现在人们流行喝茶,称喝茶可以长寿,但有些长寿的人并不见得喜欢喝茶。我们喝茶是不是就能养生,现在的养生茶卖得很贵。养生茶是否代表健康呢？我们也要在脑子里打个问号。

第六,武术养生

我不是揭人短,好几个武术馆的馆长找我看过病,这是实话。在武当山学武的弟子在我这里吃药的也很多。

他们身体也存在很大问题,所以当身体不好的时候,练练武术可能让我们身体康复,但武术不能代表养生。

第七,温泉养生

泡次温泉五百,住一晚八百,声称泡一泡,疾病就好了。有没有效呢? 大家可以试试看。

第八,辟谷

这个方法也很流行,交点钱,饿一星期,有些人是饿好了,但有些人还没饿好。

第九,刮痧

刮痧可以解决很多问题,确实能治疗很多病。但刮痧可以养生吗? 我有个上海的同学感冒,找人刮痧,好了。第二次感冒,不舒服,去刮痧,又好了。但发现一累就想刮痧,上瘾了。刮痧确实可以治疗某些疾病,人体气血运行不全是刮痧可以推动的。我们还要找到得病的根本原因,治病的方法。

第十,素食养生

我们山庄是吃素的,现在也流行素食养生,但有些人吃素吃得营养不良,有些女性吃素吃得月经不调。

第十一,旅游养生

也很时髦的,但不少人就是在旅行中发病的,这样真的能散心调身体吗?值得商榷。

第十二,酵素养生

在网上看到一个视频,说酵素很好。我一看这个视频,发现制作视频的这个人,头发掉光了。(大家笑)

那么年轻的一个人,说酵素有多么好,但喝酵素头发掉得光光的。就比如我们听说谁的针灸很厉害,但我们过去一看,他的脸色发黑、嘴唇发乌,你能相信他的医术吗?特别是我们中医医生的,总是要给人家调身体,调未病,自己气机都是紊乱的,处于低能量状态,能以自己之不稳去调别人之乱吗?

所以,这个人讲酵素很好的时候,他自己还没有达到身体"很好"的状态。

还有很多养生方法，我只是举了一些例子，还不完全，可见这个养生市场多么混乱，医药行业，针灸的，按摩的，等等，都在打擦边球。我这话可能不太好听，很多养生行业里的人不是医生，学了医药知识，想在医药行业内立足发展，需要规避一些医疗行为，最后只能打擦边球，不提治病，而推"养生"！所有这些都导致了这个养生市场的混乱。

　　甚至连中医也被搅进去了。每当我看到这些，便产生一个念头，养生，一定要"正本清源"！如果我们搞中医的，不把养生说清楚，老百姓很容易被那些不懂中医或一知半解的人带着跑偏。不舒服，刮刮痧就好些，搞搞艾灸，也觉得舒服些，泡泡脚也会觉得好些，反正都有效。但下次得了病以后，发现这也不行，那也不行。

　　那你们说，健康在什么地方？我们要养什么？

　　（大家：养心！）

　　哈哈哈，是养心。怎样养心？为什么养心？养心从哪儿来的？我们继续分享。

　　如果你花了一百万，买了辆豪车，打蜡，上油，抛

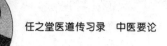

光,定期保养,把它当作宝贝一样。然而,我们的生命值多少钱? 大家算过这笔账没有?

我们的身体至少值一千万,一个肝脏值三五百万,一颗心脏值一百万,一个膝关节都要一二十万! 一个肺又要多少钱呢?

当你要拿钱去买的时候,会心疼,觉得花钱很多;你放在身上平安无事的时候,便不觉得它珍贵,觉得不值钱。你肝脏坏了,要换肝的时候感叹,三百万哪! 那时候才意识到肝脏的值钱。所以我们每一个身体正常的人都是千万富翁。我们一生下来,父母便给了我们千万财产,只是大多数人都"身在福中不知福,捧着金饭碗讨饭"!

我们要怎样爱惜这一千万呢?

一百万的车,我们爱惜得不得了。一双鞋子三五百,一件衣服五六百我们很爱惜,但一千万的身体,我们想想自己是怎么糟蹋的!

每天晚上我们几点睡觉? 十二点、一点还不睡! 瞅着手机一看一天,看得眼睛都模糊了,抹抹眼睛再继续看!

喝酒喝得吐血，下次继续喝！

抽烟抽得咯血，还要再抽一支！

大家是怎样挥霍这一千万的？

我们这样的做法就是饮鸩止渴、舍本逐末！

养生要怎么养？我们要何去何从？

该养什么？如何去养？

现代人十个人中有八个都脾胃不好，我们药房的两个工作人员都脾虚，但后来经过调理慢慢都长肉了。

后天要以调养心肾为主。火神派从肾入手，用附子，但医学界中真正从心入手治病的少！

一个人从生到死这个过程中还有很多变数，不可穷尽。

这个变数，便是我们研究"养生"的内容。

我们生下来可能会得各种病，肺炎、哮喘、胃病……会经历很多沟坎和曲折，最终死亡，但在这个变数之间，我们追求的是这个过程。

养生养的是这个变数，变数从哪里来？这个未济卦上面是个离卦，下面是坎卦，但是这个离卦中间有个阴爻,坎卦下面有个阳爻。阳爻可以往上走,阴爻可以往下降,构成了一个循环,自成太极。

这里面是有变化的,我们称心肾相交,道家称"取坎填离"。

人们出生以前,在体内进行的是任督循环。出生后,走的是十二经脉后天之气。但十二经脉之海是冲脉,十二经脉最后都在冲脉汇拢。冲脉既走先天之气,也走后天之气,既走奇经八脉,也走十二经脉。

后天八卦以坎卦和离卦为两极,人出生之后心肾相交,所以冲脉不通的病人,心肾没法交。你看哮喘病人,晚上躺不下去,没法儿入睡。很多胃病病人,晚上也没法入睡,心肾交不了。

白天,我们人体阳气从里面向外出来。从下往上升,到头顶上面去是白云朝顶上,如果阳气全部汇聚到脑袋上,会发胀。但像阴阳鱼太极图一样,在阳鱼中间有个阴核的眼睛,这时阳气可以在此凝结,甘露撒须弥,气最终会在头顶上降下来,从正中心往下降,这是一个循环。

晚上刚好相反，阳气是向内收的，从上往下降，从外往内收，这又是一个循环。阳气都收到下面形成郁热，这怎么办呢？人体还有一个循环，就是从下面丹田往上升。

白天与晚上气机运行刚好是相反的。

这些运行规律是通过道家打坐方法入定后，才感受到的状态。

我们举个例子，如果把阳气比作是太阳，中间往下降的气是月亮。白天太阳升起来，月亮降下去；晚上月亮升起来，太阳落下去。外面升降都是太阳，里面升降都是阴，是月亮。冲脉是血海，属于阴血，阴分。

现在临床上看的病号，跟诊过的学生都知道，上热下寒的病人是最多的，基本上一半的病人都是上热下寒。一切病症的末期都会呈现此象，冲脉不畅通就会出现这种阴阳两隔的脉象，那么十二经脉不通呢？

现在有很多痛症，膀子疼，脖子疼，都与经脉不通有关系，我们刮刮痧或者拍打拍打，经脉通了，就好一些,这些病痛对生活质量影响很大,但不会死掉。

许多血液性疾病,我们要从血海上做文章。

顶轮:如果这里堵住,阴阳不能上达头顶,阳气堵在这里,升不上去,里面有热,外面有寒,许多人大脑静不下来,发热,但又不能吹风,一吹风就头痛,这是内热而外恶寒。

眉间轮:许多人的脑袋杂念纷呈,时刻静不下来。有的人甚至得了焦虑症。

喉轮:此处气机不通畅,前面咽喉,后面颈椎,会得梅核气、甲状腺疾病、鼻咽癌等。

脐轮:咳嗽,胸闷,背疼,胁肋胀痛,消化系统疾病。

海底轮:这里堵住,很多妇科病、男科病都纷至沓来。女的长子宫肌瘤、卵巢囊肿,男的得前列腺炎等泌尿生殖系统疾病。

现在我们来讲讲冲脉的运行。冲脉可升可降,上升依附着肾气,肾气充盈,冲脉可以载阴气上行,冲脉下行靠胃气,胃气一降,冲脉就下行了。

所以上热下寒的病人要调胃，胃气下行，冲脉就下行。

我们来举个例子，有个病人膝盖冷痛，膝盖以下冰凉，膝盖在下肢对应的是中焦，人体中焦在脾胃这一块。我们扎内关，或者按压内关穴，四总穴歌称"心胸内关谋"，内关穴可以治疗心胸问题，将心胸问题解决后，膝盖冷痛的问题就好了！

这个原理是我们经过临床检验过的。

冲为血海，与女人月经有很大关系。血属阴，冲脉升降，与大自然相和，与月亮圆缺周期相应，潮起潮落，与自然是同步的。太阳落山，月亮升起来，冲脉便升上去了。

所以我们为什么要日出而作、日落而息呢？

其实我们养生最讲究的作息，便是位于电都没有的地方，随着大自然日出而作，日落而息，太阳出来，出去干活，太阳落山，回家睡觉，春生夏长秋收冬藏，这是最原始、最简单的养生办法。顺应大自然，太阳出来时候，我们阳气升起来，太阳落山，阳气收回来，与太阳运行相协调。

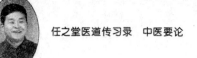

这是最简单的,而最简单的,也最难做到。

为什么我们做不到呢? 因为我们还有欲望,现在八点多了我们还不睡觉,在干吗呢? 搞讲课,搞文章。有的还炒股,有的在看电脑娱乐,有的看书学习,有的在吃喝应酬……很多事情需要处理,很多欲望需要满足,我们做不到日落而息。

所以我们养生,少欲望是第一条!

减少欲望,返璞归真,才能做到日出而作,日落而息。还有得了大病、重病的人,走上绝路,不得已的情况下,不得不放下所有欲望,而过上道法自然的生活。

《清静经》上讲"人神好清而心扰之,人心好静而欲牵之",欲望搅扰了心的宁静。我们要怎样做呢? "常能遣其欲而心自静,澄其心而神自清。自然六欲不生,三毒消灭。"

我们天天讲养生,讲治病,其实《清静经》上都说全了!

养生的关键,就要从"养心"来入手!

欲望减少,减少我们肾精的消耗,欲望一减少,心静神清，水火相济，冲脉就能通畅。但这只是通畅，还不能说是打通冲脉，打通与通畅还差很大一截。

人有五福，最重要的一种福气，就是"考命终"，无疾而终，寿终正寝。我们作为凡人，只想保命，寿终正寝，冲脉畅通，就足够了！

许多人过来找我看病，说自己咳嗽、胸闷、不能喘气，腿疼、腰疼，浑身发瘫，没劲儿，不舒服，这都是病。我们要在病的前提下，来谈养生。最基本的目的，就是做到无疾而终，寿终正寝。

我们得病，就是冲脉被堵住的原因。

女子冲脉气血充盈，往下走，就来月经，冲脉往下走，气血充盛的时候，就会产生性欲。冲脉往上走，男的长胡须，女的长乳房。

女性孕早期会出现妊娠反应，如恶心、干呕等症状，针对这种症状，我们只用一味药——芦根！这味药药性平和，味道清淡，但就这么一味清清淡淡的药，就可以通我们的冲脉！一般用芦根二三十克煎水当茶饮，慢慢喝下去，就不恶心呕吐了。

我们在临床上反复研究,反复琢磨后发现,许多中空的植物,对通冲脉都有帮助。比如说竹子,是中空的。早上刷牙恶心,牙龈出血,可用竹茹煎水当茶喝。

今天我们多传点儿术!

有些人反复流鼻血,用止血药没用,也用竹茹。因冲为血海,出血问题都要找血海。冲脉不通,阳气郁在上焦,降不下去。白天,我们阳气从头顶往下降,降不下去,便要反弹,出现血不循经之出血症状,或者干呕等呕逆症状。用竹子便可以将冲脉的气机疏通,助其下降,那么这些上逆的症状便能得到解决。

山庄装修的时候,给我们做铁门的师傅的小孩子经常流鼻血,反复两三个月,问我怎么办。我跟他说,很好办,砍一截竹子回去煮水喝,喝几次就好了。

所以竹子可以帮我们疏通冲脉,畅通血海,将上焦的热邪引下来。

那么长痘痘也可以用竹子吗?

如果痘痘长在额头,是头顶部的问题。刚才我们讲了眉间轮、顶轮，顶轮如果堵住，需要用通草。我们有个通窍活血汤，王清任活血的几个方子，都是通冲脉的，这是不传之秘！

会厌逐瘀汤，治疗的是喉轮这里冲脉不畅的情况。

脑袋里的不通，用通窍活血汤。

在心轮这里，冲脉不通，会出现中焦痞满、上热下寒的状况，这个时候我们要用半夏泻心汤、大小柴胡汤。

在脐轮这里不通畅，我们用大小承气汤。

在海底轮附近不通的，用小茴香、少腹逐瘀汤和道家新生化汤等。

命脉的不同部位，用不同的外治法，从头到脚都有效。比如头部的按摩刮痧，按摩脖子颈椎，对健康也有帮助，整脊、刮痧、揉腹，泡脚都可以疏通中脉。

还有针灸，阴阳九针，第一针，就是打通冲脉的！

我为什么对冲脉情有独钟呢？阴阳九针第一针，叫"通天彻地"！这一针下去，就把冲脉打通，有的人"胸闷欲死"，脸色苍白，嘴唇发紫，用"通天彻地"针法后,病人当场胸闷缓解。

讲个病例,有个病人哮喘发作,来我这里开药,我先给她扎了这一针,当场缓解,这在以前,需要喷吸雾喷剂的。她走了以后下午还逛了会儿街,过来拿药的时候说自己白天便没有再发作!

这一针经过临床的反复验证,确实证实其打通冲脉的效果很好。

在武当山学武的几个武师,来我这里扎过这个针法后,称对自己功力也有提升。劈叉劈不下去,背疼的,扎完后,不仅腰背不疼了,劈叉也劈得下去,每星期都想过来扎这个针,称对自己打通任督二脉,学武有帮助!

再说这个大叉穴,当时我们没想到要打通冲脉,只是想着扎下去以后可以治两边咽喉疾病。我两个手一合,像个口一样。所以咽喉痛的时候,扎这个地方,有很好的疗效。我们这样看,咽喉两个扁桃体不也是一个岔口吗?所以发现扎这个穴位,对扁桃体肿痛等病也有效,后来又发现了这个大叉穴的其他作用。林宇跟我聊天时说,有个针灸高手,专用这个穴位治疗各种疾病。

就这一针，根据扎的深浅不一样，可以治疗很多疾病！

其实说白了，就是调冲脉的问题！

扎针扎得很浅的时候，可以扎出冰火两重天的效果。

我们治病要抓主干，养生也是同样。

那么洋葱和我们养生究竟有什么关系呢？

终于讲到洋葱了哈！

洋葱与冲脉有很大的关系，所以我才绕了这么大一圈，最后才能回归到洋葱上来！

之前有个结核病人，脖子上长了个小拳头那么大的一个包块，低烧了两个月，打针、吃药、输液，体温都降不下来。来山庄的时候，在手边无药的情况下，我就想，怎么让她当天晚上不烧呢？

我首先想到，她是喉轮这个地方郁堵，想着怎么把它通开。

山庄有没有通冲脉的药吗？——小葱！这是第一个想法。

第二个想法,我摸她的脉很滑,是痰火凝结,需要用化痰的药,山庄有没有化痰的药呢?有,萝卜!

第三个,她脖子上的包,一边有,一边没有,左右阴阳不能协调,所以我们要调和阴阳。怎么调和呢?——生姜、大枣!来调和阴阳。

灵素亲自下厨,烹调的这碗药汤。

用了三片姜、三根全葱、五个红枣、一段青白萝卜。

就这么煮一碗水给她喝,奇迹发生了——当晚便退烧!第二天也没有烧,第三天又烧起来,还是让她喝这种汤。

疏通冲脉就这么简单容易。

葱可以通三焦,通阳。

大家有没有蹲过苗?我小时候就蹲过洋葱苗,为什么要踩倒呢?踩倒以后,根部的阳气就不往上长,集中全部力量来长根部的球,所以洋葱全部通阳的力量都集中在这个洋葱球上去了,都在这里,我们要这样看洋葱。蹲苗的目的是促进根系的发育,防止秧苗突长,这样洋葱的能量就集中在膨大的鳞茎上。

洋葱头像葱白的根须这一节，是走下焦，治疗下焦疾病。所有土里长的块茎类的植物，具有消肿散结的作用。

我们将洋葱切开，这一圈圈的，是不是像我们的中脉？中间那个芯，是不是正好是个葱？

切面像前列腺，又像子宫，所以洋葱是目前发现的唯一含有前列腺素 A 的植物，我们这里借鉴下西医的说法。

但前列腺素不是前列腺产生的，而是精囊产生的。精囊和前列腺在哪里呢？在下焦、少腹这一块，它下去之后，可以从中间将冲脉往上升，洋葱可以治疗子宫肌瘤、前列腺炎、卵巢囊肿……所以今天晚上的分享对男女都有帮助，可以说是男科至宝，女科至宝！

洋葱它虽然有辛散作用，但解表力量很弱，主要作用在下焦这里。它的作用从下焦开始，向上发散，能通阳、通血脉、散表寒、散黏痰、振奋一身阳气！作用是从下焦丹田，将阳气由下发出来！它不是补益的食物,所以身体正气太虚的人,吃了会受不了。脑袋杂念多,太亢奋,静不下来的人,也不能吃,血虚风燥的人也要少吃。它也属于发物之类,皮肤病少吃。

那我问大家,是白天适合吃,还是晚上?(答:白天,升阳气。)

哈哈,不一定对,其实晚上吃最好。

晚餐吃可以,晚上我们升的是月亮,我们的冲脉。

为了防止洋葱发散力量太过,所以我们吃的时候,可以放些糖,因为甘能缓急,培养脾土,脾土培补起来,便能使洋葱的力量只达到中焦,将气伏在中焦。

其实今天讲,冲脉很重要,非常重要。像咳嗽的病人来了,小孩子咳嗽,我给他看,枳壳、桔梗、木香,调他中焦气机,再加些山楂、生炒麦芽,将中焦的饮食积滞化开,就这几味药,就能治咳嗽,有些病人吃药输液半个月,一个号脉,是中焦郁堵的问题。冲脉不通,小孩子不吃药,回去搞点儿葱熬水喝也有效,因为葱能通上中下焦啊。或者用葱水冲小柴胡颗粒给他喝，也可以。

咳嗽是个保护性的反应，比如我们炒菜，油烟一呛，是不是要咳嗽？那你说这时需要吃止咳药吗？咳嗽，我们只要保持气机通畅，该咳的，咳出来就行了！

就怕气机不通畅，该咳的咳不出来，咳得胸闷、心疼，所以调中焦的气机非常重要。我药房的川贝粉、款冬花、紫菀很少用，一年也难用一回。

（下面是网友问答时间。）

问：洋葱的通下焦作用，怎样吃比较好呢？

答：洋葱生吃最好，多放点糖，再放点醋。多腌制一会儿，可以把辣味给压制一些。并且这样的吃法对降血压、血黏度作用非常好。

我有个驾校的校长朋友，最喜欢吃这道菜，这道凉拌菜还是他教给我的。洋葱的辛辣味道的作用，就像天空乌云密布的时候，太阳出来，阳光普照，将乌云散开的作用。洋葱就是用散的力量将阴邪打开！

我们体内有许多尿、屎、浊阴等乌七八糟的东西在下焦,是浊气最重的地方,所以需要辛散的力量将这些浊邪打散。为什么小茴香可以治疗盆腔积液呢? 因为它可以在下焦建立一个向外散的气场,可以将阴邪散开。

问:冲脉可以自下而上运行,也可以自上而下运行,那么我们怎么调整自身冲脉运行呢?

答:将心静下来,日出而作,日落而息,是最好的办法! 许多禅定方法,无论观呼吸也好,内观也好,都是将心静下来,静则生定,定则生慧! 智慧之门打开自然会指导我们身体冲脉的运行。

心静不下来,则在禅修室内如坐针毡,根本坐不下来。在养心山庄,心不静的人,根本住不下来。玩手机多的,也待不住。

静生定,定生慧,慧打开后,人体自身便开始修复起来。

而用意识去指导的人体修复,很多都是错的,冲脉要上升,要向上运行,你却非要让它向下,它要下降时,非要让它上升,这样不只不能调冲脉来修复身体,甚至会加重疾病。

我们建养心山庄,就是养心的! 为什么不叫养病山庄呢?

因为心好了,一切都好,这才是最究竟的医道,最根本的养生治病之法!

我们今天讲了这么多,其实都包含在《清静经》里面。

"夫人神好清而心扰之,人心好静而欲牵之。常能遣其欲而心自静,澄其心而神自清。自然六欲不生,三毒消灭。所以不能者为心未澄欲未遣也。"

一湖平静的水,只要不去搅扰它,自然清亮无比;当你的欲念不断去搅扰它,心不安定的时候,只能沉渣泛起,污浊不堪。

问:运动和冲脉养生的问题,怎样运动比较好?

答:让心清净的运动,都好。像竞技性运动,需要分个高低、先后的时候,有欲望驱使的运动,都不能通冲脉。比如,下棋要比个输赢,爬山要看谁爬得快,扛块木头比谁扛得重,劈柴比谁劈得好,打个陀螺比谁打得响,这种有比较、有争胜心的活动,就不好。

放下名闻利养,干农活、做家务……只要能让我们四肢筋骨得到活动、经脉得到舒畅的,都可以通冲脉!

一切有为法,如梦幻泡影,各人去证,各人去悟,等到大家证悟到什么经验的时候,到时我们再聚在一起,做个交流!

中医之道：拍打按摩疗疾病，也分内伤和外感

我们养心山庄有两个阳光房，隔壁阳光房是之前的房主建的，我觉得很好，但是不够大，就又建了这个大点儿的阳光房。当时的想法是，冬天时候，大家在这里晒太阳、聊天、讲课、聚会都很好，作为医学学术交流，或者心灵沟通的场所。

从今天开始，我们就可以好好实现这个愿望，每天都来这里晒晒太阳，聊聊天，讲讲课，交流什么的。

今天是第一场，我们选个主题聊一下。今天来跟大家分享拍打治疗外感内伤疾病经验。

我们任之堂医馆拍打搞得多，因为临床实践，效果很好。和大家总结一下，拍打的常用几个地方治什么病。

八虚，在《黄帝内经》中仅出现在《灵枢·邪客》

篇,是指人体的八个关节,即两肘、两腋、两髀、两腘,是五脏藏邪所在之处。

虚,在这里的含义为虚陷、薄弱之处。

《黄帝内经》认为,这八处部位有五脏真气所过、相应血络所布等,故与五脏联系密切;又为关节屈曲处体表虚陷之地,气血相对薄弱,容易受外邪侵扰,或恶血留止。通过其病候反应,如拘挛、不能屈伸、疼痛等,则可以诊察五脏的病变情况,这就是所谓"八虚以候五脏"(《类经·疾病类》)。具体来说,双肘部反映应心肺,双腋窝部反映肝,双髀处反映脾,双腘窝处反映肾。

《灵枢·邪客》:

"黄帝问于岐伯曰:人有八虚,各何以候?岐伯答曰:以候五脏。黄帝曰:候之奈何?岐伯曰:肺心有邪,其气留于两肘;肝有邪,其气流于两腋;脾有邪,其气留于两髀;肾有邪,其气留干两腘。凡此八虚者,皆机关之室,真气之所过,血络之所游,邪气恶血,固不得住留。住留则伤筋络骨节机关,不得屈伸,故痀挛也。"

下面，我们一个个来讲解。

第一，心肺有邪，其气留于两肘。

心肺的疾病，比如咳嗽、胸闷、心脏不好的病人，拍打这里，症状很快得到缓解。这个方法是经过我们临床检验的，有些病人找我看病，我号脉后，跟他们说，十一点以后过来，我给你们拍打。等到十一点以后，诊所来了十几个人都等着拍打。我跟他们说，把袖子都撸起来，然后大家开始在自己手肘这里拍打，拍十来分钟，有胸闷症状的人，当场症状缓解。

我岳父是西医医生，咳嗽一直不好，找我看，我就给他拍打这里，当天晚上咳嗽止住。

《黄帝内经》有云："诸痛痒疮，皆属于心。"即是说，我们身上的皮肤病、疮疡、痒或者痛，都是因为我们心的原因，而"肺主皮毛"，是说中医上的"肺"这个藏，主管我们全身的皮肤及毛发，皮肤问题要从肺心论治，所以皮肤病也可以拍打肘窝这里。

第二，肝脏有邪，其气留于两腋。

肝脏的问题如肝硬化、脂肪肝、肝气郁结、乳腺

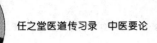

增生等属肝的疾病,拍打两侧腋窝。

为什么呢?

人体阳气从丹田升起来往上走,在中焦脾土这里像个豆芽分两半的样子,经过膈肌,到达腋下,到背后,到大椎,再上头,能量是这样转过去的。

肝气不疏的时候,其气容易在腋窝这里堵住,所以拍打腋窝后,将这里的气机疏通后,气一下子就通上去了。

我们的胳膊肘往内拐的,是不是,没有说谁胳膊肘往外拐的。肘内拐的时候,气机是不是容易在这里堵住?

我们胳肢窝也总是在夹着,气机在这里想要上去,是不是也容易被堵住?

肩背疼的原因,是气从腋窝这里堵住,过不去,不通则痛,所以肩背部疼痛的病人,拍拍胳肢窝,也会好的。

第三,脾脏有邪,其气留于两髀。

脾脏的邪气,留在腹股沟这里,那么腹股沟的问题我们要怎么治呢？

不是治肝，而是治脾！

比如，腹股沟淋巴结肿大的病，我们用疏肝的方法为什么效果不好？因为是要治脾！

脾虚、痰湿重的病人，是腹股沟这里有邪气堵在这里。

精索静脉曲张、不孕不育，很多也都是脾的问题，这时候，我们就可以常把这里拍一拍，揉也可以，重要的是用这些手法，把气机疏通。

第四，肾脏有邪，其气留于两腘。

腘窝，即我们的委中。大家观察一下自己，坐着的时候，腘窝这里是不是折叠的状态？而弯弯角角的地方，都是容易壅滞气机之处。

那么，除了拍打，生活上我们要注意些什么呢？

我们的站姿、坐姿、睡姿都会导致身体某些地方气机流通不畅、留积病邪而得病。

最好经常干干体力活，不要总是坐着，一坐，心肝脾肺肾的气机都容易郁堵。

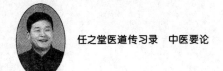

就像河流一样,一些垃圾什么的,都容易在弯折角沉积、郁堵。

常伸展身体,多干活运动,便是清扫我们身体弯折部位,也就是五脏邪气留积的垃圾哦!

……

刚才我们讲的是些内伤病的治法。

接下来分享的是怎么治疗外感病!

如果我们受了外邪,受了风寒呢?

首先,大家考虑下,我们身上哪个地方最容易受风?

(答:暴露在外面的地方。)

是的,我们的头、手。

第一,关于手的受邪问题。

我们坐着不动,身上穿着衣服,头上戴着帽子,脚上穿着鞋子,只有手是没有遮盖的。"阴阳九针"便是从手入手,外邪最容易侵犯手。

头为诸阳之会,阳气最为充足,抵抗外邪能力最强,所以普通风寒湿邪什么的,轻松防御!

但是我们来观察一下自己的手——手背没有多少肌肉覆盖，还要做那么多事，手背这里经常受风受寒，局部气血很弱，正气不足，又常被外邪侵犯，所以停留很多邪气在里面。

手掌肉稍厚实一些，气血相对充足。上次山东段老师来交流医术，他也常在手上做文章，许多病在手上按一按、掐一掐便好了。

我常在琢磨手，悟到些规律，和大家分享交流下。我们手背上停留的邪气是最多的地方，若手少阳三焦经受邪，其他经脉也会受到牵连。比如，手太阳小肠经、手阳明大肠经、手少阳三焦经这三条阳经被堵住，我们会出现肩膀、背疼等。

我跟别人学了一个经验，第四掌骨与第五掌骨之间往上推，到推不动的时候，有一个生理凹陷，这是负责我们腰椎疾病的穴位。扎这个地方，腰就不疼了。

原理是什么呢？

我发现用牛角板顺着这个掌骨间的缝隙往上推按的时候，有时会出现"咔嚓"一声，就像切断骨头一样,这是因为邪气在这里汇聚,将筋膜粘连在一起的原因。我们观察通过拍打可以把邪气调出来,将手部三条阳经打通,不仅颈椎、腰背都轻松了,心脏也会觉得很舒服。

有个病人找我看肩周炎。我给他拍打手背,刚开始他不让拍,拍一下叫唤一下,大概拍了三十多下吧,我让他把肩膀抬起来,他很吃惊地发现,膀子能抬起来了。这下他便相信我,又让我拍了一会儿,之前疼痛的膀子轻松很多,受限也没那么厉害了。

如果大家爬山挖地,不得不用凉水洗手,记得一定要把手背拍一拍,拍红后,气血一充盈,就将风寒湿邪给散了出去!

(重要的事情说三遍,手受凉,拍手背! 拍手背! 拍手背!)

大便不通,肠道有包块,吸收不好,身体消瘦的,痰湿胸闷的都可以拍打这里。三焦是水火的大通道,如果三焦通畅,水火便能通行。

现在介绍拍打手背的标准操作:大家把手伸出来,手不用抬很高,但要用劲拍打!

第二，脚踝。

脚踝也是经常露在外面的部位。

现在是冬天，大家可以看看自己的脚踝，有没有被保护住。（答：没有。）

大家看看我这里，穿的高帮棉鞋，还用厚毛袜把脚踝给护住，这才是"冬天穿鞋子的正确姿势"！

脚踝这里也是皮肉薄弱、正气不足，但足三阴经、足三阳经都在脚踝这里通过。许多人跟我说，自己脚踝很酸，上楼梯沉重、没劲儿。这时候睡觉前，把脚踝搓热。

那么，泡脚可以吗？

一定要搓，搓热后，腿脚都是热的，比泡脚还舒服，它的功力不是泡脚可以比拟的。

正因为这里很容易受外邪，经络容易郁堵，所以搓热这里，可以通畅足上阴阳六条经的经络。

肌肉丰厚的地方，气血充足，不容易受邪气。我们不管做什么，观察现象，先找规律。

从中医基础理论入手，这些经脉都相通，从临床

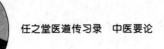

实践,自己搓脚踝后很舒服,又不会搓坏,很容易检验,是吧! 从生活中的现象也可以看得到,所以这些不说是真理吧,至少是些比较实用的道理。

这些治病防病的小招小术,大家学学没有坏处。比如,这样一巴掌拍下去,颈背腰三个地方都拍到了,效果好得超乎你的想象。大家来到养心山庄调身和调心,希望离开山庄都有收获,回去也可以教给周围的亲戚朋友们,把他们身上的一些疾病给搞好,并趁此劝说他们调心养心去。

第三,耳朵。

再观察我们的耳朵,它也是露在外面,肌肉薄弱,气血不足,容易招邪气。大家在耳朵上找到痛点,掐一掐,点一点,按一按,几分钟后耳朵便开始发红发烫,气血充盈,祛邪外出,很多病就好了。有个耳穴医生写了《火柴棒医生手记》,里面就讲了许多他通过火柴棒治好千万例病人的例子。

以下是互动问答时间。

问:余老师,我看许多老人撞墙撞树撞背,有什么用吗？

答：有用啊，这样可以振奋阳气！

问：请问老师，我要撞多久合适？

答：你说你吃饭吃多少合适？（大家笑）

你让我怎么说呢？我说吃一碗吧，你说吃不饱，吃两碗吧，吃不了。我说你撞一个小时吧，你说自己撞得腰疼。人要活得智慧，要找到让自己感觉舒服的那个度，量力而行！

撞墙撞得身体舒服，浑身热乎就可以了。你说医生让我撞两个小时，我就撞两个小时，那不散架了嘛！

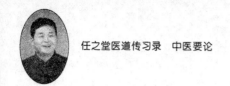

中医之道：任之堂主人与您交流分享《清静经》(一)

余师：这次我们来讲讲《清净经》吧！大家都知道，我们养心山庄是以《清净经》为经营宗旨，所有养心的活动都是以《清静经》为指导思想。我们为什么要以《清静经》作为指导思想和行动指南，人为什么要清净，清净有什么好处？如果搞不清楚，我们就不知道为啥清净了是不是？

自己说不清楚，弄不明白，就算每天背《清静经》，这样养生也是糊里糊涂，但要把这"清静"二字说明白呢，很不容易！我们先从开头说起吧。

"大道无形，生育天地，大道无情，运行日月，大道无名，长养万物……"这里谈的是大道，不是小道。"大道无形"，它是从整个大道的角度讲，不是从小的角度讲，如果它从非常细微的角度讲，那就错了，该怎么理解这个大道啊！我跟大家讲啊，我们先需要讲"道"这个东西。

道，如果用语言来说，可以体悟，在《道德经》中，老子说："水善利万物而不争，常处众人之所恶，故几于道。"水往下走，汇集于最低处，水的状态跟道最接近，因为没法描述道，所以找来找去呢！只有水跟道是接近的。比如说一把刀，这个刀拿去切菜叫菜刀，放在杀猪的人手里叫杀猪刀，放在木工手里叫木刀，放在小朋友手里叫削笔刀，都是刀，但用途不同叫法就不一样，在不同人的手中，这个刀的名称也不一样。这个道呢？在不同圈子也不一样，世上有善人行的道，也有恶人行的道，鸟有鸟道，蛇有蛇道，各有各的路子，同样是道，在每个人所处的环境不一样，属性不一样，理解不一样，认识不一样，感觉和定义也不一样。

如果从中医角度来理解《清静经》，那么这个道就是气，是能量，这气一散了，人就死了。"大道无情，运行日月"，前面讲到大道无形，是从整个宇宙茫茫无穷说起，那么再往小处说，"大道无情，运行日月"就是从整个日月说去,离我们就近了,如果从人体来说,可以比拟为水火,水火就是人体的心和肾,我们后天八卦呢,就是水火的两极。那么整个后天的运行都是以这个水火运行,为什么说无情呢?这个日月的运行,它不是以人的意志为转移的。

老天爷下个雨,不会因为你是个富人我就给你多下点儿雨;你是穷人,我就给你少下点儿雨。你干旱,我就多下点儿雨;你潮湿,我就少下点儿雨。不存在!道不会偏袒某一个人,也不会害某个人,每个人对道的理解不一样,运用产生的结果就不一样。为什么佛家叫相由心生呢?因为你心生了个念头出来,就有道产生一个结果出来。你心中有另外一个念头,就有道产生另一个结果出来。道,随时都存在,随时都可以调动。看你的心怎么去调用,不同的心,产生不同的果,不同的发心,产生不同的结果,心念一动,振动八方,道无处不在。

"大道无情,运行日月",道是很宏大的,包容一切的,我们周围无时无刻不存在能量,无时无刻不存在道,我们无时无刻不浸泡在道中,当我们不去刻意，自然而然的时候，就接近道了，我们只需把自己放空，不以自己的想法或欲念妄图去改变道的运行。

"大道无名，长养万物"，大道怎么去长养万物呢？万物的生发、衰败，都和道有关系。我们人只能顺道而行，放下小的自我，把很小的纠结的东西放下，家庭的事情，工作的事情，很多东西放下。如果你每天因为很小的事情纠结再纠结，说明你离道越来越远了。

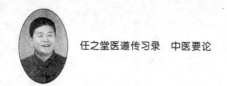

中医之道：任之堂主人与您交流分享《清静经》（二）

"吾不知其名，强名曰道"，这句话我们可以结合"德"来理解。"有道无德终失道，有德无道终得道"。这个德是什么东西呢？我们如果形象点讲，它就像一个容器，你这个"德"的容器在这儿的时候，"道"就会慢慢地充盈它。没有容器在这儿，你即使有道经过，也会慢慢流走了。

所以说，当你这颗心不平衡的时候，就会失德失道。我们再形象地比喻一下，以前农村里在冬天都会修水坝，巩固堤坝。因为冬天雨水少，等到春天雨多的时候，水坝自然就有水了。这个水坝就是德，这个水就是道。"有德无道终得道"，堤坝修好了，终究会得到道。"有道无德终失道"，你说现在上游有水，不修堤坝，但水总有干枯的时候。它时刻在流走，没有堤坝,时刻在流走,是不是?

所以我们要修什么? 要修德,因为你实在不知道要修什么的时候,就去修德,你实在不知道怎么得道的时候,就去修德。你主动去修德的时候,自然就会感悟到道,体会到道是什么东西。

"夫道者,有清有浊,有动有静",这就是在进一步描述道是什么东西,因为前面说了半天,你不明白,他不明白,我也不明白道,那么它到底是个什么东西呢? "夫道者,有清有浊,有动有静"。它表现在上面的时候,就是"清"的状态,它表现在下面的时候,就是"浊"的状态。就像你把道当水一样:夫水者,有云,有河,有湖,有泊。天上的云是清的,地上有许多水,河里的水是浊的,臭水沟里面的水是浊的,马桶里面的水也是浊的,水池里的脏水也是浊的。有动有静,长江、黄河的水是动的,奔腾不息。池塘里的水是静的,一碗水放在这里也是静的。水有很多种变化,所以你用水来理解道,是最好理解的,而我们身边的其他东西来理解都有缺陷。

例如,我们知道,我们周边空气中的水蒸气无处不在,空气湿度如果高于75%,那就太潮湿了,如果低于5%,那就太干燥了,像我们周围的树木就是,为什么我们谈湿度呢?湿度就是水,是汽。我们身边有没有道呢?有空气的地方就有水汽,这就如同道的存在,我们身边无处不是道,有清有浊,有动有静,天清地浊,天动地静。人体的气,有清有浊,在上焦的气,是清的,我们的脑袋很清亮,说的话,出的气,是清的;我们肛门放的屁是臭的,放一个屁不臭,那也不对。因为浊气是往下走的,清阳发腠理,浊阴走五脏,这个人体就是道,《黄帝内经》讲的就是人体之道。《清静经》不是不能指导临床,它可以指导临床,关键是你必须要悟。

"天动地静"。天空的云和气流是动的,大地在我们脚下,相对是静的。天因为有空气是清的,地上有很多泥土、腐烂物,是浊的。对应我们人体,人体的膈以上为天,膈以下为地。膈以上的心脏和肺,心脏时刻都要跳,一刻都停止不了,我们肺脏,每分钟都在呼吸,始终都在开合之中(双手比拟风箱,做开合动作)。我们的心脏和肺时刻在动,是不是?那么相对来说,心肺以下的肠胃在静,当然,肠胃也是在动,只是动的幅度和频率没有那么大。比如小肠,它可能每分钟动十次、八次。我们吃晚饭了,肠胃就会开始动。但相对于上面的"天",肠胃这个地就是静。所以要好好读《清静经》,它可以指导方方面面,将上下结合起来,动静结合起来,然后再看《清静经》你会发现果然如此!想要学中医,你就必须要学会参悟,看能不能把看似不同、不通的东西联系起来,当你能讲通的时候,就是开始领悟了。

比如,经上讲"天清地浊",但你要搞反了,搞成"天浊地清",那怎么办呢?比如,有些客人经常有口气,口气特别重。为什么我们看电脑时间长了眼睛会是模糊的,是很痛的?如果你拉肚子不臭,反而哗啦啦拉的都是稀水,那完了,就说明你清气在下,这是肾气不足,清气在下,你就会腹泻。所以这个时候就需要"颠倒阴阳"啊,把上面的浊气往下降,升清降浊啊,升清降浊就是一个治病的方法!

你看我们人体,膈以上是以气的作用存在,膈以下是以水的作用存在,所以人体要保证水道通畅。

如果不畅，比如胸部水多，就会感到胸闷，但盆腔和腹腔内有水，就没事，很多女人去体检，医生说你子宫里有水，但这没有什么大问题，胸腔积液、脑积液，这才是大问题啊！所以天清地浊可以，天浊地清就麻烦了，这个水在上面，如果发出来，这不就出了湿疹吗？从皮肤散发出来的汽，它不是水，是气！它发出像雾一样的物质。

有人说，我在山庄待了很长时间，《清静经》也读了多遍，但为什么没感觉？是因为你对《清静经》没有悟透，只要做个有心人，处处可以学到东西，《清静经》摆在那里，你学不进去，浊气还一直往上升，发出来就是湿疹、疱疹，从耳朵发出去就是中耳炎。

"天清地浊"，很多东西，我们刚开始读起来好像很枯燥，你慢慢地看，就发现它无处不在。男清女浊，男动女静，男的是乾卦是不是？就要朗朗乾坤，要清。女的是坤卦，坤主静，中医上讲，男以气为用，女以血为用。气属阳，血属阴，气清血浊，所以说男动女静。

清者浊之源，动者静之基。

我们再抬起头，向天上看去，云不就是雨的源头？再看底下流的雨水，由动到静的状态，不就是动者静之基？

　　人能常清静，天地悉皆归。当我们放空自己让心清静下来，让整个身体融入道之中。让道从上到下刷掉我们一身的浊气，人与天地同为一体，不就是天地悉皆归吗？

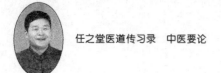

中医之道:从热馒头与冷馒头来看人体的阳气

大家看看自己的手指头,看看指腹,你们会发现很多人的指腹是瘪的,有很多条纹,先看看下面的几个图片。

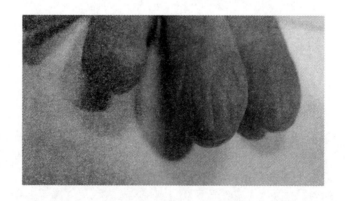

图1

从图1中可以看出,指腹是瘪的,不饱满,有条文。

而图2中可以看出,指腹的饱满的。

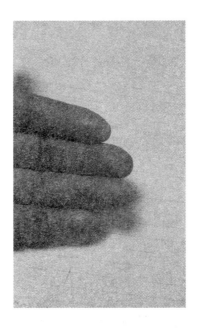

图2

那么这有什么指导意义呢？

大家见过刚出锅的馒头没有，刚出锅的馒头，是饱满的，就如同图 2 的照片，而冷馒头呢，就好像图 1 中的那样，是瘪的。

热馒头和冷馒头有什么差异呢？其实差异就在于少了一点气。

少了一点热气，也就是我们常说的阳气，热馒头阳气足，将馒头撑得鼓鼓的，冷馒头少了这点阳气，就瘪了，塌陷了。

手指指腹瘪的人,阳气是不足的,从内向外,撑不起来,整个人阳气是内陷的,所以这类人,精力就不充沛,干事就没有激情,脑部因缺乏阳气,就会记忆力减退,思维不够敏捷……

如何治疗呢?

首先,心情要舒畅,这样肝气就不会郁结,阳气上升的通道就不会堵塞。

其次,要多劳作,多爬山运动,动则生阳,这样人体阴气向阳气转化的机制就会加强,阳气来源就会充足。

第三,适当服用一些补中益气和温肾健脾的药物,促进阳气的生发。

如果指腹非常饱满,有时甚至有些发胀,是不是就很好呢?

这也是不对的,说明阳气升发的机制是正常的,但阳气内收的机制是不够的,这样人体的阳气郁积在上在外,不能向下向内转化,形成阳不生阴,金不生水,容易形成上实下虚的状态。

上实:阳气长时间郁积在上焦,上焦也容易被阳气所伤，容易患心肺疾病，脑部或皮肤也容易患病。

下虚：长期阳不化阴，下焦阴分不足，会出现男科和妇科疾患，也容易出现腰腿不适。

一个指腹的状态，其实就是人体阳气的状态！

前几天发了一篇《不容忽视的"小黑点"》，后台留言快爆了，没法一一回答，现一并作答。

黑点或者棕色的点，我个人理解为经络堵塞，至于是什么邪气导致，是湿还是寒？是瘀血还是痰阻？每个人的情况不同，不好下结论，我个人的观点是颜色越深，越趋向于血分，颜色越淡，越趋向于气分，治疗上毫针针刺、采血针点刺出血，刮痧，拍打，都可以采用，目的是疏通被堵塞的经络。

写此文章是告诉大家要重视这些小黑点，提醒大家经络被堵塞了，不是教大家一定要去用针，要明白黑点后面的意义，知道了它的危害性，一切都好办了！

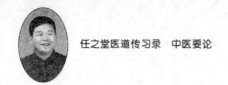

中医之道:丙申年春节任之堂养心山庄谈医论道系列(一)

今年春节,在养心山庄同大家一起过年,有远道而来的病友,有没有回家的学生,还有我的家人,大家聚在一起,将这个短暂的节日,过得其乐融融,下午大家一起品茶,我便讲讲中医,来自新西兰的吕梅中医师,带领其他人员,将讲话录音整理成文,现与大家一道分享。

一、学医三法

今天是大年初一,跟大家聊聊中医,如何学习中医,一般来说有三个门路。

1.有些人是从下往上走,就像爬山一样,从下即是从基础开始学起,背中药,背汤头,背药性赋,病因赋,病机赋,然后再往上走。很多医生都是这样走出来的,积累了大量的基础知识,然后再来读经典,如四大经典,最后边临床,边慢慢向道上靠,读《道德经》《清静经》,再往上就要道和佛相结合。

2. 第二种人是从上往下走,先学习传统文化,学习《易经》《道德经》等经典,传统经典学好之后,再来学术,学中医基础,这就像我们平时所说的秀才学医如笼中捉鸡,传统文化学好你就是个秀才,再来学医就轻松很多了。

3. 第三种方式上下结合,一边学习经典、悟道,一边学习基础知识点(所谓的术),边参边悟,边悟边学。

三条路如何选择,就需要依据个人的具体情况,每个人特点不同,有些人适合从上到下,有些人适合从下到上。但第三种方法一定要有人带,一边学习术,一边师父点拨道,不然刚开始就去悟,弄不好就搞偏了。有些民间的中医,基础知识不足,但参悟力很下功夫,临床很难上到一定高度,也容易悟偏!

学院派出来的学生,知识点掌握得很好,但是没

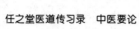

有在悟上下功夫,结果也是将知识学死了,用不上。术和道相结合,一直是我们任之堂人的学医模式,现在我们的学生大多采用这种方法。

我们如果从道入手,就可以从《易经》《黄帝内经》《道德经》《清静经》《心经》这五部经入手。

二、阴阳水火

我们养心山庄是以《清静经》作为指导思想,我们诊所是将《清静经》作为镇店之宝,我们学生是将《清静经》作为开智开悟的钥匙,那么我们今天的话题,也就以《清静经》作为开场,以道入医!

我们稍微聊一下《清静经》,经曰:"大道无形,生育天地(乾坤);大道无情,运行日月(水火)……"

这里讲的是大道,讲的是天地,日月;天地即是乾坤,日月即是水火。

人出生前为先天,先天之卦是乾坤立两极,出生之后为后天,后天之卦是水火立两极,人体的水火即是心肾。

人出生后,阴阳气血的运行,靠心肾来带动的,水火相济,坎离交媾,从而推动人体整个的生理活动,而这一切,都离不开人体的道。

人的天地在什么地方?

人的天地,以膈为界,上为天,下为地,外在的天地就是个宇宙,内在的天地就是整个人,人是从道中来的,是从天地产生的,与天地相应,外在的天地与内在的天地都是一体。

通过外物取象比类,自然界中的植物茂盛需要水、阳光、养分,离卦代表太阳,坎卦代表水,水经过太阳的照射与蒸发变成水汽,弥散在空中,如雾露之盖滋润万物,再上升为云,云之下降为雨,简单来讲,如果没有太阳,地下的水就不能蒸腾上升,高山顶上就永远没有水,这个循环就是水汽火三种形态的转换。

人体组分的60%以上都是水,整体就是个水循环,靠热能推动。大自然来讲,太阳就是个大搬运工,相对于人体而言,心脏也是个搬运工,心脏不好有哪些症状? 比如,脸上长斑长痘,出现脚肿、冻疮等,都是心脏阳气不够。

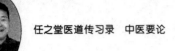

现在是冬天,虽然冬天下雪,但空气依然很干燥,大家嘴上会起皮,为哪般呢?因为温度很低,无法蒸发水分上升及滋养皮肤,一句话,大自然热能不够。

我们经常说阳主动,阴主静,但实际上阴阳本为一体,没有阳,阴根本动不了;没有阴,阳无以为动,阳附着于阴;就如一个家庭,男的不干活光女的干也不行,女的不做光男的做也不成,需要男女一起做。

人体的阳气从上降到下,如何降,不是靠辐射,而是把上面的水变成热水往下降,阳气就下来了,三焦为水火的共同通道,不是火的通道,不是水的通道,也不是气的通道,而是水火气的共同通道,人体没有一个通道是专门走火的,也没有一个通道专门走水的,走水的也不是冰水冷水,而是热水,水可以走过去,也同时把火带过去。

这就像家里的供暖,暖气管道流的是什么,是热水,热水循环时,热水变成冷水,然后把热能释放出来,就可以取暖了。

人体心火亢盛的时候,我们喝导赤散,能清心火,为什么呢?因为它可利尿,利尿的同时,就将人体的热邪,通过小便排出去。

万物负阴而抱阳啊!

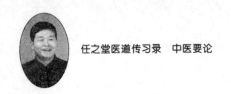

中医之道：丙申年春节任之堂养心山庄谈医论道系列（二）

一、负阴抱阳

人体的心脏是属火的，就像人体的供热厂，通过气血流到人体四肢百骸，与供暖是一个原理，阳一定是附阴而行的。比如，我之前爬太白山时，每上升100米温度就降1摄氏度，为什么离太阳越近反而越冷呢？

其实是山上空气中的物质少了，所以爬得越高感觉空气很好，但很稀薄，太阳光（热能）无以附着，空气中的物质是载体，物质会吸热，在正中午的时候，太阳照射到身体，人也感到很热，但太阳一下山就很冷，热量没有载体的收藏，所以来得快，去得也快。再比如高原地带、沙漠地带、月球上，昼夜温差很大,也是同样的道理。

我们的人体也一样,当身体内的浊气很重时,再吃补药,患者会感觉烦躁不安或情绪激动等郁热的症状,这是浊阴太过,阳气流动不了。

有些病人手足冰凉,吃姜桂附,见效也快,停药后,药力消失也快,我们通过服用补血的药物,适当配以温药,效果就不一样了,这是阴分不足,无以负阳。

所以阳气一定是附阴而行的,阴既可以负载阳气,它也可转化为阳气。

大家再看看桂附地黄丸,为什么用肉桂与附子再加六味地黄,擅求阳者,必阴中求阳,阳得阴助,生化无穷。

如果只用干姜附子桂枝,就如高山上晒太阳,药性一过就冷了,阴阳一定是相伴而行的,这就是道的特性。

道是包含阴阳的,是浑圆一体的,虽然道可分,但分之后,就不是道了!

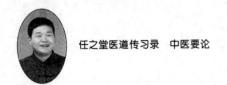

二、以水为师

"夫道者,有清有浊,有动有静,天清地浊,天动地静……"

这便是方便我们理解道,来阐述道了,就好比水,水就是水,来到长江称之为江水,来到洞庭湖称之为湖水,流进大海称之为海水。

水还是水啊,因为只有水的特性,最接近于道,所以老子用水来对道做比喻。所以我们要研究道,最简单的方法,就是先研究水,以水为师!

《道德经》上说:水善利万物而不争! 我们学习传统文化,经常讲到要利它,但真正如何利它,以谁为榜样,以谁为师?

以水为师! 因为水善利万物而不争!

我们谁能做到呢? 做到了就是以道为师,就是融入道中,得道了!

水拟人化来讲,它没有争斗之心,忘却自我,有自我就有争斗之心,就有我执。它不会你让它洗衣服它不洗,你叫它来泡茶它发脾气,做什么都可以,放下我执,放下自己的偏见,向水学习,叫你洗衣服就洗衣服,叫你冲马桶就冲马桶……

像水一样的,溶到茶里,你就有了茶香,能这样做不容易,而道就是这样。很多人以为得道高人,只做好事不做坏事,道无处不在,其实坏人也有道,只要是万物都有道。

水长养万物,包括人体也是。每个人可以想一下自己是否是得道了,你是否甘于像水一样做事,没有任何争斗之心,心里很平静。就像你打一桶水冲马桶,马桶干净了,那水是否吃亏了呢?我那么干净,被用去冲马桶了,其实水最终会被升华,升到天上又变成云了;如果水用一个坛子装起来,它永远只是一坛水,它就不是云,只有当水被用了,比如说被冲马桶了,变成脏水了,施放到地里去了,肥了庄稼了,蒸腾了,升华了,它利了万物,升华了自己,最终还是做回了水。

所以说水会因利万物而被升华,如果是一个人,如果时时利用他,看似处处吃亏,其实是处处都得到了升华,修行就是这样修的,一个人躲在山洞,天天

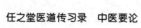

打坐,不可能得道。

水处众人之所恶,不往上走而往下走,道也是一样的,所以一定要把自己放低点往下走,这时候你才能接近道,凡是处处总想往上靠,向上爬就接近不了道,就背离了道!

鸟飞翔在空中,鱼游玩在水中,人之一呼一吸,尽在道中!

中医之道:丙申年春节任之堂养心山庄谈医论道系列(三)

一、与心相应

经曰:"夫人神好清,而心扰之;人心好静,而欲牵之。"

神在什么地方? 神是什么东西?

心藏神,脑为元神之府,心藏识神,脑藏元神。脑袋这个神,喜欢清静,而心要干扰它,为什么呢?

"人心好静,而欲牵之。"非宁静无以致远,只有心静下来,你才能把很多事情看得更细更明白,更透彻些。但是我们的心往往静不下来,为什么呢? 因为欲望太多,太多欲望干扰我们的心,心得不到片刻的安宁。

有位病人问我,为什么我老觉得心里很烦、超敏感呢？

我说：这就像风从前面刮过去，如果你站在屋里，就不会感到风的存在，但你站在屋外、风中，风吹到你身上的时候，你感受到了风吗？对，因为你这个人体，这个有形的东西把风挡住了，你把它留下来了、截流了，才感受到风。很多时候我们之所以在意别人的话，在意别人的眼神，在意身边的一切，其实都是我执导致的，自身放不下，任何一个微微的波动，都会在你心中激起浪花。学会放下自我，放弃我执，腾空自己，风依旧在，雨也依旧在，只是我们的心不在风上，不在雨中……

我们的心在截流这个信息，如果你不截流这个信息，就根本感受不到它，当你心不相应的时候，外面再吵再闹也影响不到你。就像修行，在闹市里修和在山里修不一样，人在山里修是逃避，关在黑屋子里打坐、读经，心静不下来，还是白修；人在闹市修，心静下来心就能归一处，这就叫视而不见充耳不闻。

"常能遣其欲，而心自静。"有些人，老爱琢磨穿什么漂亮衣服戴什么首饰，打扮得很时尚。但当你心里没这个欲望,衣服只要能保暖整洁干净即可。

所有欲望的产生,都是心动了,心与物相应了。当人与这个物没相应,它就干扰不了你,它进入不了你的心中,你自然就没有欲望。人在追求欲望的时候,其实就是心与外界相应太多了,一直在跟外界事物相应,人就静不下来,大部分时间在满足欲望上。

你的心如果时时与道相应,你的欲望都会是在感受道,自然慢慢就会融入道中!

你的心如果时时在与你发的一个愿相应,或者一个个人目标相应,你就时时会寻找如何达成你的愿,如何达成你的目标!

欲望想完全消灭,是不可能的,就要看你的欲望在什么地方,心相应何处?

二、心归一处

修行上有一个方法叫心归一处,每天点一炷香,观香的火半小时,把心思意念都集中到这个上头,慢慢把心归下来,100天后,你的心就收进去了,心归一处,这个力量是很强、无坚不摧的,这样心就归于一

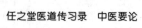

处,相应一处了。

前一段时间,有位耳鸣患者来看诊,怎么治呢?我让患者试过把耳朵捂住,捂得很紧,什么都听不见,眼睛也闭上,等一分钟,再放开双手,患者就觉得耳鸣好多了,这就像电脑死机,要重启一样。

当人心静不下来,越烦越想,越想越烦。

如果此时你把眼睛闭上,窗户关上,这时所有的干扰都没有了,把心归一处,哪怕是一分钟,等你再张开手,这个耳鸣就没有你想的那么可怕了。

在生活中感觉很大很大的事情,感觉天要塌下来一样,但当你心归一处之后再来分析它,根本不是你想的那么恐怖,就像你们时常关注的问题,比如女生脸上长痘,男的阳痿早泄、白发、头痛等,你试试心静下来再来分析!

"常能遣其欲,而心自静",捂住耳朵闭上眼睛都是方法。

"澄其心,而神自清",这个"澄"字用得好,心要静,心乱了,就沉不下来,人体这个气场(这个道)跟水一样,从上往下,冲刷人体。如果心是乱的,就像一潭湖水，你不停地搅，它永远是一潭浑水，当你的心静得像湖水一样，这个水自然就分层次了，上面清，下面浊，天清地浊，它与道与宇宙的自然法则一致，它就是要静下来，能澄其心，而神自清，清气上扬，浊气下降。如果心真静下来，上面的水把心脏的火调到下面的肾上去，水火既济，升清降浊，心肾相交，能让神清静下来。

"六欲不生，三毒消灭"，三毒者道家称为三尸虫，专门管欲望的。上尸虫，管名利，中尸虫，管口腹之欲，下尸虫管性欲。名利二字，就是个毒，口腹之欲，也是个大毒物。所以当你心静神清，心归一处，三毒自然消灭，差不多也就成仙成道了。养心山庄要养心，心要静，欲望就少，欲望就越来越单一了，纯净了。

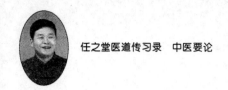

中医之道：丙申年春节任之堂养心山庄谈医论道系列（四）

万病之源

"所以不能者，为心未澄，欲未遣也"——这就是万病之源，大家在得病以后，常会发问，我为什么会生病，为什么病好了以后又复发，这就是最根本的原因："心未澄，欲未遣也。"

我们称之为万病之源也不为过啊！

比如临床上，我们看胃病的病人，通常用半夏泻心汤、柴胡疏肝散、四合汤，太白米、胃炎散等都是治病良方。病好了，回去喝一顿酒，四合汤白喝了，或者回家后与家人发生了大的争执，生一场闷气，那我们的柴胡疏肝散也白喝了，那么是这个方子无效，还是病太顽固了呢？

都不是，只是心未澄，欲未遣啊！

临床上碰到月经不调、痛经的病人，我们常用少腹逐瘀汤、道家新生化，加针灸就治好了，但回去后，旧习未改，还是贪吃冷饮、穿短裙、吹空调。子宫受寒又痛经了，还是心未澄、欲未遣。

再看临床上的颈僵、脖子疼的病人，我们用葛根汤，"阴阳九针"的飞龙在天，扎鱼际穴、大拇指等调好了，回家后又玩手机、看电脑不知节制，病又发作了。

再看我们临床上的痤疮，不敢说100%有效，至少90%有效，但病人治好后，回家后又贪吃冷饮，病又发了……

我们可以举很多例子，所有病往前推，都会推到心未澄、欲未遣，都是它在作怪啊。

"能遣之者，内观其心，心无其心，外观其形，形无其形。"

我们讲的是中医的角度谈《清静经》，内观其心，心无其心。如果心像猫抓一样，坐如针毡，一会儿想搞这儿，一会儿想搞那儿，自有其心；如果你心真静下来了,心归一处了,它就不存在了,就像我们的心脏每分钟跳 75 次,它不停地跳,你能感受到它的存在吗? 感受不到吧,只有它不跳的时候,它跳得不规律的时候,你才感受得到它的存在。它与人体融为一体的时候,心脏在跳,皮肤里的血管也在跳,眼皮里的血管也在跳,手指头里的血管也在跳,它整个处于一个共振状态,就像我们坐在地球上,地球绕着太阳在转,高速的运转,地球在自转的同时又公转,我们在地球上你是感觉不到地球在转的。

道也是如此,我们天天在道中,日用而不知,我们时时违背道的时候,苦难发生的时候,我们才后悔了,后悔没有依道而行啊!

我们的心脏时刻在工作,肺也在不停地开合,但如果有一天你感觉到它的存在了,可能就心悸心慌了。

当你的心沉下来,心归一处,欲望减少时,你再来观你的心还存不存在,心里还产生念头?

所谓"凡心不死,道心不活",当你念头少了,你的元神就慢慢起来了。

外观其形,形无其形,我们看到的东西是外界的影像映射到大脑去,是一种对应。什么叫视而不见?当你的心收到一处时,所有的外物依旧存在,但它虽然在,与你的心不相应,进不了你的大脑,不产生影像,不相应,所以就形无其形,物无其物……

所以当你眼睛闭上,会慢慢进入一种视而不见的状态,外物并不是不存在,它也存在,当你心静到一定程度的时候,静到它跟你不相应的时候,就澄其心了。

如果你的心不能归一处,就算物不在眼前,你的心还会与之相应,还会没物而有物啊!

所以心中能不能空,能不能无心、无形、无物,与外界关系不大,就看心放在何处,一切为心造!

有句话叫"穷则独善其身,达则兼济天下",对于养生来讲,当身体不好的时候,所有气都收回来,独善其身,等病好了,你再去动,再去释放能量,所以身体不好一定要把心静下来,把能量往回收,独善病灶。

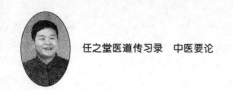

中医之道:丙申年春节任之堂养心山庄谈医论道系列(五)

一、常态非真常

"真常应物,真常得性。"

这句话一定要经常琢磨,你要体会真常的状态,生活中我们经常处在的常态,并不是真常状态,真正的常态找到后即进入当下的状态,以那个状态来应物,看待周围的任何事情。

常应常静,应是对外,静是对内,我们是偶尔应一下,心静一下,感到很舒服! 如果我们常应常静,你想象一下,也该是一件多么幸福的状态啊!

"常应常静,常清静矣。"我们做事要处在常应常静的状态很不容易,偶尔静一下,把体内的那个性找出来,明心见性,真正找到不容易。如此清静渐入真道,这样清静以后还不是马上入道。我经常说如果你能从露珠里看出道来,从一朵花里看出道来,从鸟的羽毛上姿势上看出道来,你能被小鸟的叫声打动,被一滴露珠打动,就说明你已进入真常状态,你时时刻刻、处处应这个态,如果时刻处在这个状态中,你会发现这个世界非常的美妙,什么都是好的,都是很神奇的!

一切都是美好的,何须我们去费力干涉呢?

如此清静渐入真道,只要你进入这个状态尝到甜头,它就绝不会贪恋红尘,这里不是说出家啊,而是身在红尘而不贪恋红尘,就像喝茶不贪茶,喝酒而不贪酒。

什么都可以,什么都不可以,可不可以呢? 无所谓可不可以!

二、何谓得道

"如此清静,渐入真道,既入真道,名为得道。"

你渐渐地进入真道,知道什么是道了,这时候你看任何东西都很玄妙神奇,人活在道中就像人活在空气中,就像鱼儿活在水中,你当身心与整个大自然融为一体的时候,人可以与大树对话,人与石头对话,与鸟对话。

既入真道名为得道,得道不是我们获得了道,是你融入了道中,而不是道跑入了你体中,道时刻都在。就像打仗时,战士融入了火热的革命战争中去,是融入,而不是获得。

"虽名得道,实无所得。"当你身体整个人状态融入道中的时候,你就感应这个"道",但你真的得到了什么吗?

你游泳时,得到水了吗?

什么也没得到! 不是获得而融入,道只是摆在这儿,道无处不在,我们知道它的存在感受它的存在,跟它融为一体就得道了。

我们现在人很多人不知道,下士闻道大笑之,中士闻道,若存若亡,我们知道它的存在,感受它的存在,融入进去,那才得道了,相信的又有多少人呢?

"为化众生,名为得道。"为了教化众生才说得道,其实道就在身边。能悟之者,可传圣道,你明白这个真理之后你才可以传这个道,这个传不是传授给你的意思,就好像教会你游泳一样啊!

三、养生之道

"能悟之者,可传圣道。"那么中医的道在哪里?

不要进入万物的层次,而是要把握核心,中医如此,很多行业也是这样的。真传一句话,假传万卷书!

我们小结一下,学习《清静经》的上半部分,我们要有点感觉,首先知道道是存在的,我们自己要去感受道的存在,当心静下来,心归一处时,欲望少点,从吃穿住行入手,幸福是要向内求不是向外求,让自己内心平静,慢慢向道靠拢。

当你把物质生活降低时,你的欲望就少了,当你不想赚钱时,或许钱会自己找上门。钱之道,就像水的利他行为,天上下雨,滋润万物,而人只能取一瓢水饮。

衣服朴素点,把浮华去掉。

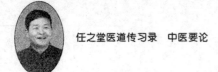

饮食简单点,把奢侈除掉。

走路眼观脚下,把外物诱惑除掉。

说话语速放慢,把内心浮躁除掉。

……

这都能减少欲望,心归一处啊。

中医之道：丙申年春节任之堂养心山庄谈医论道系列(六)

一、得道与失道

现在社会上的尔虞我诈，追名逐利，是个不正常的状态。而我们要用一个真常的状态对应世间的万事万物，常应常静。道就像水和空气无处不在，就在我们身边。就像鸟儿在空中飞翔，鱼儿在水中游一样，人就在道中游，当我们处于一种假常的状态，你就感受不到道。

虽名得道，实无所得，得道的目的不是要获得什么东西，而是融入道中去。放下自己的身体、面具、名利、欲望，放下假我，融入道中就是得道。

"老君曰：上士无争，下士好争。"

争可以理解为争斗、争执、不服输，很多家庭中有争执,常常听到的就是"我都是对的,你是错的",修行就是要去除我执,破这个相。人有对与错,就有这个相存在,争就是争这个相,不是争这个空,空是看破了,就不是真的,就没有争这个价值了。

水善利万物而不争,故几于道,所以提倡"以水为师",这句话是老子的师父说的,"水"是最接近于的道的,如果我们什么都要争的话,就说明是背道而驰,是下士。

争,就失道了啊!

二、常沉苦海

"上德不德,下德执德。"

上德之人,不以德为德,下德之人很多时候做一点有德的事,就炫耀得不得了,今天干啥啥好事啦,天天挂在嘴边,执着执德的人,往往不明白什么样才算有德。

"众生所以不得真道者,为有妄心。"很多时候都是我们的欲望在干扰我们,心静不下来,执着于这个相。例如生活中,有的孩子早早地就会走路,有的就晚一些，有的从小就认识很多字，等等，有些家长就会很得意，从小就让孩子生活在竞争状态，有了争之后就会比较，有了比较就分你我了，进入这种相之中了，其实小孩子学的这点知识，这些早早晚晚所有的小孩都会的，只是时间问题。要让小朋友不要有太强的自我意识，这是我的，那是我的……要破除这个相。

"既有妄心，即惊其神；既惊其神，即着万物；既着万物，即生贪求。"人有很多欲望妄念的时候，就会惊扰到我们的神，所有的万物干扰我们的元神的时候，也就会对万物生有贪求之心，有了贪求之心，你想再摆脱就很难。比如你想赚钱，今天想一万明天就想两万，后天想 10 万，100 万……挣得很多，但你能享受得了那么多吗？有了欲望，就有贪求之心，永远也填不平你的欲望。

"既生贪求，即是烦恼。"有了贪求之心，又满足不了欲望，自然就生烦恼。"烦恼妄想，忧苦身心。"那些贪污受贿坐牢的人，对这句话就有深切的体会。

"便遭浊辱，流浪生死，常沉苦海。"

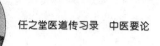

真正的幸福不是对物质无止境的追求,物质的追求是最低层次的,现在温饱问题已经解决,但是仍有很多人在吃喝问题上大做文章。人这张嘴啊,永远填不满,欲壑难填,常沉苦海!

三、悟者自得

"真常之道,悟者自得。"

要找到一个真正的状态:真常之态。人要活在当下,当下那个状态,这个状态才是最佳的状态,即为真常的状态。心越静,物质欲望越少的人,越能处于真常的状态,这就是长寿秘诀啊。

悟者自得,中医之道悟者自得,茶道悟者自得,教育之道悟者自得,任何行业都是如此啊!

如果你不悟,只学个表象,照猫画虎,得意忘形,这里面的得意,就是得道啊,一切表象都是为得意来服务的,如果你得意了,外在的象就已经不能束缚你了,山还是山,水还是水啊!

"得悟道者,常清静矣。"这句话是对整篇文章的总结,真正悟道了就会清静下来,只有清静下来才能感受这个道，感受到的这个道才是真常状态，以真常的状态对应万事万物，真常得性，找到自己的本性。道就在我们身边，道在万物之中啊。

整部《清静经》它的核心就是"清静"二字，而清静状态的获得，必须明白"真常"二字，体会到真常，体会到"应物"，体会到"得性"，就能达到"人能常清静，天地悉皆归"！

唉！回首通看所讲全文，花了三个下午，基本上全是废话！

满纸荒唐言，说于谁来听；

悟者不用讲，迷者说无用；

只因一念起，不说如有罪；

天地本如此，抛于有缘人。

他日若有闲，一道逗浮云……

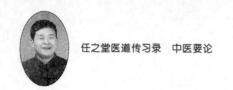

中医之道:漫谈人体气的状态、分布、升降

余师:整个人其实就是一团气,看得见的,有形的,是阴;看不见的,无形的,是阳;我们今天所要讨论的,就是人体的这一团阳气。

黄元御的"一气周流"理论,彭子益所著的《圆运动的古中医学》,都讲了这个气!但是人体的气就是一气周流?其实不是那么简单,气的运行绝对没有那么单一。

很多人研究人体阳气的运行,是参考太阳的运行,但是我们看到太阳东升西落,是太阳东升西落了吗?大家说说看。

众人答:不是!

余师:不是,对吧!太阳它根本就没动,东升西落是地球在西升东落,关太阳啥事?太阳它是恒星,它都没动!所以我们说啊!一气周流左升右降,左升右降借用了天人相应,但太阳它压根就没动,我们有些朋友说看太阳是左边升右边降,所以人就信人体阳气也是左边升右边降!

其实太阳根本就没动,是地球在动,太阳东升西落是和地球相对而言的,这个观念是错的,它解决了一部分问题!因为人体的气流动它是很复杂的,就跟北京市一样,有一环、二环,还有三环、四环、五环,若只有一环,有一环堵死了,那它不就卡死了,它有很多前后环,还有中间环,还有上下的很多环,它是非常灵活的,一个立体的!不是说一环就把问题给解决了,若一环堵死了,那不整个人废了?

人体气有很多环同时在运行。

学中医要有一个状态,就是我们要像修行一样,寻求一个真常状态,你这样就先要把自己腾空,内观其心,心无其心;外观其形,形无其形;远观其物,物无其物;三者既悟,唯见于空;要达到这个状态:腾空!

腾空之后呢,再来看人体这个整体,人之所以生病,气运行不畅,要么上去下不来,堵在上焦,要么堵在下焦,要么堵在前面,要么堵在后面……

人的气如果流通得很好,则寒热可对流,虚实可以互参。

一些人上热下寒,脑袋发热而脚冰凉;一些人心中一团火,而手脚冰凉,内热外寒……

临床上的病人大多都是虚实夹杂,寒热夹杂,到目前为止,我还没看到一个人是纯虚的,纯实的,纯寒的,纯热的;最常见的就是虚实夹杂。

不信大家看看手脚冰凉的人,一摸手冰凉,但是患者心里却很烦躁,这个热气渗不出来,很多都是这种状态,都是寒热夹杂、虚实夹杂的状态。

就像我们现在这个社会一样,虽然社会富裕了,但再发达的城市也有穷人。富和穷都是相对的,寒和热也是相对的,虚和实也是相对的,我们中医如果一直纠结在虚实的虚这一块,说明这个中医还没破虚实相。

我们必须得要跳出来,把人体看成一个整体,阴可以转为阳,阳可以转为阴,寒可到热这一块,热可到寒这一块,就这样转啊转!

就比方我们现在喝茶一样,这个杯子你喝的,那个杯子我喝的，现在分一下，你不可能一直分着吧！等大家走的时候，杯子一洗，一烫，杯子还是一起的！

分你我，分阴阳，分寒热，分虚实，不得已而为之！

为了方便大家不得已才分的！但目的不是一直分下去！

看病，用药，如果你不分寒热，不分虚实，很多人压根儿就不知道是怎么看病去的！

不是所有人都懂得道，不是所有人都懂得气，我们谈论这一团气，不是所有人都明白，他上不了这个层次！你跟他说白了，他说你忽悠他！只有真正对道有感悟的，他的心智到了这个层次，你跟他说他才能理解得了！

我们今天都在一块，今天我们都在养心山庄！都在听《清静经》，所以我们大家对道的感悟应该比较深！

我们的主要任务是要明白一团气，这团气很重要！如果能体会这团气的存在，进入真常状态，通过真常的状态体会到这团气的存在，体验到这团气的存在这是第一步。那第二步你要想这个气为什么现在失去了常态？我们就要谈这个气的分布是什么样的一个状态，是上热还是下寒？是里热还是外寒？为什么出现异常？这个异常源在什么地方？症结点在什么地方？这就挪到第二步去了。

所以我们看病要讲找病机，找病机的话，真正的病机就在这个地方！就像咳嗽，气郁在中焦，气不上不下，卡在那儿了，这是气郁在中焦；很多人心里很烦躁，脾气很急躁，脑袋发热，心静不下来，他能量全部归在上面，下面的气很少，脚冰凉，子宫寒，月经不调，他上面的气降不到下面去。

这就是了解整个气是怎么样的分布的，分布状态如何。

你还得判断气够不够，如果这个气不够，它会塌陷的，你看我给你们讲了一个小时，还中气十足，如果换一个人来讲，他讲不了这么多，他讲十分钟，说话就没有劲了，他的气不够，释放不够，其实是塌陷了。

如果气状很强，慢慢感染别人，哪怕说错了也会感染别人。

如果这个气塌陷了，气不够，气场就不够强大，说话就没有感染力。

看病的望闻问切，望诊呢，一眼望过去，是气够不够，看气的分布状态，再问一问，号号脉，就明白了需要了解的信息。

这个气是有规律可循的，并非无规律可循，我们说一气周流是个规律，督脉升任脉降也是个规律，督脉升冲脉降也是个规律，这些都是规律，人体的气机通道它是循环的，它有很多通道的。

如果你知道这些规律，知道真常状态，然后通过用药或用针，把别人不正常的状态调整到正常的状态，它慢慢就会恢复，但是在恢复的过程中，你生活上不注意，还继续我行我素，你的病就又复发了。

人体气机的正常状态，白天与晚上又不一样，白天的气行与晚上的气运行状态是不一样的，从整体来讲，白天是从内往外释放出去的，是释放的过程，只要我们眼皮睁开，阳气就开始释放，外散。

你们可以做个实验，看看白天的面色与晚上的

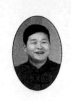
面色是不是一样的？你们可以白天的时候,拍的照片放在这儿,当他晚上睡着的时候,打鼾的时候,也照张,你对照看一下,完全不一样。白天的照片精气十足,晚上看就跟死的一样,其实是阳气内收了。

没有哪个人晚上睡觉的时候,面色依旧是精气十足的,因为到晚上面部精气是虚的,都沉到里面去了,所以脸色没有光泽,暗淡了。

"小朋友就很好看。"某人说。

小朋友相对讲好看些,因为小儿为纯阳之体,阳气相对而言旺盛些。我们看看自己,尤其是病人,特别是重病号,你看他晚上睡觉时睡着时,特别是昏迷时,你看脸色是很难看的。只要一醒,醒的时候,脸色就好看了,气血开始充盈起来了,这说明啥呢？说明人体把阳气由内向外释放出来,处于由下往上升上去,从正中心向四周辐射的状态。

但是白天阳气从中间往外释放的同时,也从外往内收,只是散的多,收的少,它也是个循环,它不可能是无穷的释放,这样中间就给释放干净了,释放多点,收的少点。

晚上睡觉时是往内收，收的过程中，它也往外释放些，晚上不可能只收不释放，只是个比例的问题。

生理规律是这样的，所以在治疗上，白天晚上治病是不一样的。如何来看待这个问题呢？

有些病人给我们讲，这个病很怪，咋怪呢，白天能吃能喝能蹦能跳，一到晚上就麻烦了，晚上一睡觉就开始浑身痛，开始发烧；有的人说，我晚上睡觉很好，白天起来很难受，这些都说明这个气的状态出了问题。

如果明白前面谈到阳气白天和晚上的分布情况，你就明白是怎么一回事，因为白天的气机是往外释放的，阳气在外表，晚上阳气在里面，如果里面不通的话，比如小孩子如果肠道不好，肠道不通，阳气进入里面，它循环不了，卡死了，就会瘀积发热，就会发烧，可能发烧到38℃或40℃，有时不到晚上，太阳一落山，下午5-7点钟就开始发热，有时烧一夜，早上起来，太阳出来了，病就好了，只要太阳一落山，就开始发烧，为啥呢？

太阳落山，人体阳气开始往体内里去，里面的六

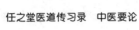

腑堵住了,气机不通了,只能发热。

有的人晚上手心发烫,手上要拿个冰才舒服,为啥?

某人说:"收不进去?"

余师说:"阳气如果收不进去,他会睡不着觉,这个就是标准,你只要能睡着觉,就说明阳气是能得收进去的,你看这样一说,这个病的思路就出来了。阳气收进去,脚心手心胸口发热烫,是说明里面还是不通,是内在不能运行,是内在循环进行不了了。这就是我们熟大黄为何用量大的原因,就是用其将体内浊气给泄出去,通腑肠。"

有些人白天好好的,晚上一睡觉开始出汗、盗汗,很多医生认为是阴虚,需要滋阴,滋了一年还没有好,哪有那么多阴虚呀,还是里面有郁堵的,它一堵的就要发热,一发热就要出汗,如果不出汗,人可能就会给烧死了,通过出汗把热给泄掉。

如果这样看中医,是不是很简单、很朴实的道理,但是你要从大的角度去把握,比如这个气,它有升有降,有规律的循环,就是一出一入。就这一出一入若你能搞好,病就能搞好一半了!

人睡不着觉,是晚上阳气进不了体内,为什么体内进不去,这个气的出入靠什么调度,通到什么地方,与神有什么关系,大家经常问这个东西,为什么经常操心的人睡不着觉,心里想事,天天想事,股票一大跌的时候,很多人睡不着觉!

如果我们的脑袋真的清静下来,把心放下来了,人体阳气,该出的时候出,该入的时候入,多吃素保持肠道通畅,多运动保持五脏六腑气机通畅,这是正常状态。

今天的讲解,最终又回到《清静经》上,我们讲气机状态,讲气的内外、升降、出入,从宏观上来认识气,这一些都必须以《清静经》为背景,如果大家把这个搞明白,就不会走偏了,不管你是病人还是医生,以后都不会偏了。

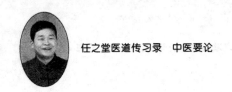

中医之道：格物致知，今天格"阴阳"

物有本末，事有终始。知所先后，则近道矣。

提到阴阳，提到阳气，很多人立马想到姜桂附，想到艾灸，那么人体的阴阳究竟是个什么关系，为什么很多人说要扶阳，扶阳可以让人长寿？

在宇宙之中，有两个状态，一个是可以看得见的状态，一个是看不见的状态，那么什么是阳，什么是阴？！

有人认为：看得见的为阴，看不见的为阳。阳化气，阴成形！

有人认为：看得见的为阳，看不见的为阴。阳间就是看得见的，阴间就是看不见的。

上面的观念谁对谁错？

我认为，两个都错了！

《道德经》有一句话：万物负阴而抱阳，冲气以为和！

无论是看得见还是看不见，都存在阴阳。在我们生活的这个空间，我们人是阴阳的复合体，阴阳处于相对平衡的状态，而在我们看不见的空间里，有两种能量，一种是阳性的，一种是阴性的，因为它们接近于纯阴和纯阳，不是我们能够生存的状态，只是以一种隐性的状态存在，整个宇宙的大部分都是这样的状态，而所有有形的状态，都是这种无形的阴阳所化生。

我们的身体，就如同漂在水上的一个浮漂，当阳气过旺时，浮漂上浮，人的心境，更加接近于宇宙中的阳性能量；当阳气衰弱时，浮漂下沉，人的心境，更加接近于宇宙中的阴性能量。

人死了，身上还有阳气吗？

有人说，人只要有一丝阳气，就不会死，我不敢苟同这个观念，就算是死了，也是可见的，还是阴阳复合体，死人身上也有阳性能量，不会是纯阴之物，因为纯阴是一种纯粹的能量，人死只是身体的阳气低到一定的层面而已。

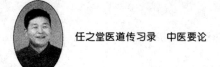

纯阳之人存在吗？纯阳就是一团能量，它也无法生活在我们常人当中，它就好像一团光一样啊！

所以啊，人就是人，想当人，就别想处于纯阳的状态，那样的状态已经不是人能够待的状态。

人想长寿，就是如何使自己的阴阳处在一个平衡的状态，这个状态也可能是高水平状态，也可能是低水平状态，但都是一个相对平衡的状态，无论是阴盛阳衰，还是阳盛阴衰，都不是长寿的状态。

经常遇到那些颤颤巍巍的老人，阳气处于一种低水平的状态，但他的阴阳处于相对平衡的状态，能够继续生活很多年，有的年轻人阳气非常旺盛，但因消耗阴液太过，有时出现暴亡！

看看阴阳是否平衡，可以看看心态是否平和，平和的心态，就是平衡的阴阳，就是长寿的标志，心态过于激进，或者过于消沉，都不是健康长寿的表现。

遇事能想开，随时可解嘲；

逆顺皆随心，时时求平衡。

当人阳气过亢时，会多梦，梦见身在空中，飞翔遨游，治疗时养阴即可安神。

当人阴气过亢时，心灵与宇宙的阴性能量靠近，治疗时扶阳即可祛鬼。

土可制水，土也可伏火！

能同时制约阴阳者，唯有土啊！

阴盛至极，欲留存于人间，唯培土可暂保啊！

阳盛之极，欲留存于人间，唯培土可暂伏啊！

土，在人为脾胃，在人性为坤性，在宇宙为德。

医生可以借用调脾胃，来伏火，来制水，使纯阳暂留，纯阴不离。

修行之人，当培土德，有道无德终失道，有德无道终得道。

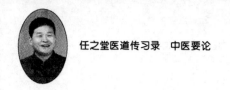

中医之道：守中

"多言数穷，不如守中！"

其实生活中的任何事情，要能够做到守中，真需要一番境界，不到一定的时候，是体会不出守中的妙处。

几年前，同中医界同行在一起聊天，其中一位中医高手就说："其实我看病，取了个巧，就是调理脾胃而已，守中就能解决很多问题。"

一句轻描淡写的话，我当时真没放在心上，在那个年份，不谈附子，不用附子，不了解火神派，好像就落伍了，守中的重要性，完全没有放到一定的高度。

随着时间的推移，我发现在临床上很多疾病借用传统的思维方法，很难搞定，比如痹证患者，尤其是湿气重的患者，服用除湿通络的药物，虽然短期有效，但要治愈很难，类风湿患者服药无数，类风湿因

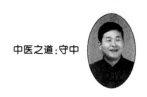

子转阴很不容易，在反复琢磨后，采用调中的方法，用香砂六君丸加枣皮、天麻，简简单单的几味药，患者服用后症状很快缓解，有的类风湿因子也转阴了。

守中，可以在平淡之中创造奇迹！

在阴阳九针的研究过程中，人体全息头和尾是相连的，头就是尾，尾也就是头，而不变的只有"中"，把握好了中，就可以灵活运用针法，而中无处不在。

任何一块骨头的中心，就是中，比如第二掌骨中点、第五掌骨中点……

任何一个肢体的中间，也是中，比如肘关节、膝关节、大拇指指关节……

而这所有的中，与人体的中间——脾胃，有着非常密切的关系，当脾胃不好时，这些所有的中，都会有感应，比如很多患者膝盖发凉，这并不是风湿病所致，大多是胃病所导致的。

守好中，可以解决很多很多问题。

右手从外劳宫进针，透内劳宫。

左手从内劳宫进针，透外劳宫。

就这非常简单的两针，通过很多患者应证，可以

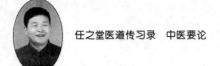

解决很多临床问题。

《灵枢》中强调，小针之道，易陈而难入！

九针要运用好，必须要学会调气，而人体气机的升降出入，枢纽就在中焦脾胃，中焦这个枢纽运转良好了，很多临床不适症状就消失了。

手背属阳，我们将手背看作天；手掌属阴，我们将手掌看作地。

左手从内劳宫进针，透外劳宫。地气上为云，向上升发。

右手从外劳宫进针，透内劳宫。天气降为雨，向下下降。

很多患者扎完后，你比较一下扎针前后的脉象，已经完全变化了，上越脉消失了，下陷脉也消失了，中焦淤堵也消失了。患者的胸闷，头昏，颈椎不适，胃胀，胃痛，等等，很多不适都缓解了。

如果说阴阳九针的止痛好，那这两针调神调气调脉更胜一筹。

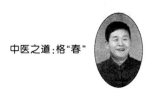

中医之道:格"春"

天气变得越来越暖和,万物开始复苏。立春的哨子早已吹响,春天真的就这么来了,和往年一样,没有丝毫的不同,感觉今年的春天和几十年前的春天,都差不多,万物复苏,百花吐艳。

山庄的樱花正鼓足了劲,时刻准备着开出雪白的花,这里很快将是花的海洋。

因为去年也是如此,我知道!

油菜也抽出了苔,花骨朵已经长成,储备了一个冬天的力量,即将爆发,金黄色的油菜花将点缀这里,还会有很多小蜜蜂,将这里弄得很热闹。

因为去年也是这样,我知道!

萱草也开始发芽,肥嫩、墨绿、生机盎然。萱草又称为忘忧草,的确给人带来愉悦的心情。那些黄色的花,还可以吃呢。

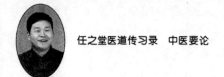

因为去年也是这样,我知道!

红梅继续开放,越来越艳,持续两三个月,等到桃花谢了,它还在开花,同时会结果,花瓣嚼起来,有一股杏仁的味道,很浓!

因为去年也是这样,我知道!

小溪中的水,变得温暖起来,水草也越来越茂盛,沉在水底的鱼儿,开始浮向水面……

因为去年也是这样,我知道!

菊花经过寒冬的浸泡,褪去了枯败的老枝,根部开始发芽,现在菊花苗越来越茂盛,到了秋天,这里又将是菊花的天地,满地金黄!

因为去年也是这样,我知道!

所有的信息都反映春天来了,但这些信息里,很多都是以前积累的经验在告诉我:春天来了!

但春在哪里呢? 什么才是春呢? 您能告诉我,什么是春?

《金刚经》中,须菩提回答佛祖,第一次"须菩提! 于意云何? 可以身相见如来不?""不也,世尊! 不可以身相得见如来。何以故? 如来所说身相,即非身相。"佛告须菩提："凡所有相，皆是虚妄。若见诸相非相，即见如来。"

第二次"须菩提！于意云何？可以三十二相见如来不？""不也，世尊！不可以三十二相得见如来。何以故？如来说：三十二相，即是非相，是名三十二相。"

第三次"须菩提！于意云何？可以三十二相观如来不？"须菩提言："如是！如是！以三十二相观如来。"佛言："须菩提！若以三十二相观如来者，转轮圣王则是如来。"须菩提白佛言："世尊！如我解佛所说义，不应以三十二相观如来。"

最近看《金刚经》，越来越觉得说得好啊，个人觉得金刚经把一切都说透了！就拿这春来看，我们翻译一下。

第一段："可以借花开来见春天不？""不可以！不能看到花开就认为看到了春天。为什么呢？因为花开，不一定就是春暖花开。""花开花谢，也只是花开花谢。如果我们看见花开，而去探索花为什么会开，见花不想花，就可以感受到春天了。"

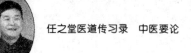

第二段："可以说花开来,春天到了不?""不可以! 不可以说花开,就认为春天到了。为什么呢? 花开! 不一定就是花开,只是我们将植物生长过程的一个反应,称为花开,你也可以称之为吐蕊。"

第三段："可以借花开来探知春天是否到来吗? 可以! 可以借助大自然的花开来判断是否春天到来。若看见花开,我们探寻到为什么花会开,就真正明白什么是春,等明白了什么是春,我们就可以让春天提前来临。"

看着《金刚经》,想着春天百花的盛开,我昨晚写了四句偈语:

万紫千红都是春,借花寻春春不见。

若能感知一阳生,何须放眼四海寻!

百花盛开的背后,是自冬至开始,地球与太阳之间的距离越来越近,地球温度慢慢回升,植物开始复苏,开始发芽,开始吐蕊,这一切的变化,都来自于地球围绕太阳旋转,距离变化所致啊!

如果我们观察每天太阳的运行轨迹,就可以准确地指出春天该什么时候到来,而不用看到百花盛开,才知道春天来了。

其实人体的脊柱,对应二十四节气,在冬至这个节气,正好对应第五腰椎和骶骨之间这个地方,如果你是个气感很敏感的人,到了冬至,你的骶骨附近自然就会有感应,冬至来了,春天还会远吗?

此时我们自然不需要去到户外看看:春天什么时候会来,百花什么时候会开。此时的你,就算坐在漆黑的山洞里,也知道春天该什么时候来了!

人体也是的啊!

我们遇到形形色色的疾病,就如同这百花盛开一样,其实在这些疾病的背后,是人体的气,这个无形能量的升降出入,出现了异常,调节好这个气的状态,很多疾病都会慢慢好转,但千万千万别忘了,主宰这个气的,是我们自己,如果我们能降服其心,识破自身外在的种种相,你会发现健康也很容易!

正如《金刚经》所说:凡所有相皆是虚妄,若见诸相非相,即见如来!

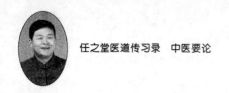

中医之道：向内求

常给病人讲，

常听到别人说，

凡事向内求，

人生自无碍。

但常被生活琐事缠身，

不一一解决，

只向内求，能否安好？

肚子饿了，不去做饭。向内求能解决饿的问题？

做饭需要柴米油盐，没这些东西，向内求能解决柴米油盐？

买柴米油盐需要钱，没钱买不来，向内求能解决钱的问题？

没钱就得工作，不工作挣不到钱，向内求能解决工作问题？

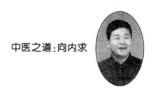

工作要做好，就得付出时间和精力，向内求能解决时间问题？

到了这里，你才发现，可能真的需要向内求。

因为如果不向内求，你永远被困在事之中，永远看不到理。

向内求，可以让你的心更加宁静，这样才能更加精细地体会生活，感受生活。

向内求，可以让你能够非常专注的听别人说话，这样人与人之间的沟通，非常简单有效。

向内求，可以让你能够非常专注地做手边的事情，这样工作出错概率会很小，工作效率会大大提高，工作顺利。

向内求，可以从自身入手，不是反复地指责别人。这样家庭和谐，社会安宁。

向内求，可以让身体的能量内收，这样五脏六腑得到气血的滋养，身体越来越健康。

向内求，可以使我们的内心世界越来越强大，不为外力所动，不受外力干扰，越来越镇定，越宠辱不惊。

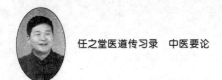

如果你好了,我便安好!

如果每个人都好了,大家都安好!

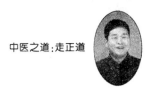

中医之道：走正道

小时候，老辈人总是提醒年轻人：娃子，要走正道啊！啥是正道啊？

十七年前，中医学院刚毕业的我，看到市场上大家争相抢吃小龙虾，每天供不应求，我想置办小龙虾养殖基地，顺便一条龙地开设小龙虾餐厅，得到家人的回答：不走正道！

毕业半年后，看到市场上没有一家大型的药品超市，我想开药品超市，同时批发零售，得到的回答是：不走正道！

毕业一年后，发现糖尿病患者很多，当时计划开全国连锁的无糖食品专卖店，服务于糖尿病患者，并且在杭州找到了门面，得到的回复是：不走正道！

跑遍全国，边学习边工作，计划代理保健食品，做省级产品代理商,咨询家人,得到的回复是:不走正道!

毕业几年后,看到市面上没有像样的药膳餐厅,计划开办药膳馆,整备了大量资料,学习海量信息,制定了药膳菜谱,最终咨询家人:不走正道!

现在想起来,当时的这些想法确实符合市场需求,但如果当时涉入了上面这些行业,我今天可能就是一个"养鱼的",或者"药品批发企业老板",或者"一个纯粹的商人",或者"一个不错的厨师"……

这些与我最初的梦想,为之奋斗了二十多年的梦想,格格不入啊,因为当个纯粹的中医,就是我儿时的梦想,这才是我该走的道。

最近太极周天灸的基础灸法公布后,收到很多朋友的留言,希望我们提供艾条,他们好操作,艾灸馆的学生也反复问我,我们太极周天灸出售特制艾条不?

我一概否定,不出售,大家如果需要,自行到其他地方采购,这不是什么高科技产品,可以在外面

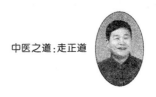

买到。

道理很简单，在外人看来，任之堂有很多商业机会，但我们不去做，不是不能做，因为现在都是学生在一同经营任之堂，我希望身边的学生，都能永保初心，将自己培养成为一个好的中医作为奋斗目标，而不是将自己培养成一个商人，市场上不缺商机，社会也不缺商人，但缺好的中医！

培养医生，不培养商人，这是我们任之堂的目标。

借用中医理论来说：君火以明，相火以位！

心火为君火，它必须正大光明，不得让阴邪淹没。

它脏之火均为相火，相火必须守在本位，不得谋权篡位。

社会分工也是如此，依据自身的情况，定好人生的方向——初心。不要让欲望来控制自己的初心，坚持做好当下的本职工作，这样各安其所，各修己长，社会自然安定，各行各业都会得到长足发展，大家都不会急功见利，都会增长智慧，明白人生意义。

这样的事看起来真难办啊!

但总有人在坚持走自己的路,因为这样才有希望!

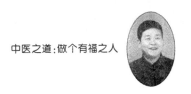

中医之道：做个有福之人

中医基础理论，开篇讲的是精气学说，其次是阴阳学说，再次是五行学说……一篇精气学说讲完，让我感慨万分，因为以前上大学，对这些理论泛泛而过，没有留下什么印象，如今回头再看，才发现古人真的非常聪明，他们将宇宙和人研究得很透，如今我们一直在向外求，其实只需要将古代中医的思想好好研究，自然就明白了，何须要去寻找高人，高人就在中医经典里面！

古人认为："精气"是万物本原，后人称为精气学说。精气学说，又称"元气论"或"气一元论"，是研究精气的内涵及其运动规律，并用以阐释宇宙万物形成本原和发展变化的一种哲学理论。

中医学的建立，是基于古人对宇宙万物的认识，因为有了万物本原，所以才认为万物一体；因为万物

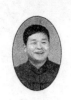

一体,所以研究人的时候,我们有了天人相应;最终形成:精是人体生命之本原,气是人体生命之维系,人体诸脏腑形体官窍由精化生,人体的各种功能由气调控等理论的产生。

翻开中医最基础的教材,就会惊讶原来古人对宇宙万物有如此精妙的论述,能够接受中医的理论体系,并从自身入手,进行切身的体验和感受,是有福之人。

中医不仅接受了古人的世界观,并在这个世界观的指导下,对人体精气的运行规律,做了深入的研究,研究人体精气的升降聚散,也就是我们现在常说的气机的升降开合……

阴阳学说、五行学说、经络理论、脏腑辩证……在精气学说基础上,中医逐步展开了对人体更加细微和更加具体的研究,如果我们将宇宙万物的本原——精气,理解为道,那么中医学就是研究人体内道的运行规律,学习中医就是一门非常实际的修行法门。

因为你真的认识到:疾病确实是你自己造成的,

改变它也是你自己的事情，外力只是在帮你，就好比你掉进泥坑了，别人拉你一把，最终还得自己爬上来！

药物、针灸、推拿、导引，都可以改变精气的运行，就如大自然刮一阵大风，也能改变精气的运行一样，最终让精气能固守在一个相对稳定的状态，唯有你自己，病态也好，健康也好，开心也好，抱怨也好，都是你的心，你的念力造就的。

不要让负面的情绪将你纠缠住，因为负面的情绪不仅影响你体内的精气，也影响你身外的精气，学好中医，改变精气的运行，由负面向正面引导，做个有福之人。

我每年坐诊近 300 天，每年接诊病人数万人，每天都在感受患者体内的精气运行，纠结的、抱怨的、烦恼的、执着的、恐惧的……这些意识流，各式各样，真正宁静的、充满喜悦的，太少太少了，每天用药物的升降聚散，来改变患者体内精气的升降聚散，你会发现如同在冒烟的草堆上，吹过一阵风，风过去了，烟又冒起来！

想想就会感到沉重,如何扭转这些意识,让他们真正体会到疾病的根在哪里,不是一件很容易的事情!

学好中医,感悟中医,真的可以做个有福之人!